TERAPIA COGNITIVO COMPORTAMENTAL NO CONTEXTO DA PÓS GRADUAÇÃO
TEORIA E TÉCNICA APLICADA A CASOS CLÍNICOS

Volume II

Editora Appris Ltda.
1.ª Edição - Copyright© 2025 dos autores
Direitos de Edição Reservados à Editora Appris Ltda.

Nenhuma parte desta obra poderá ser utilizada indevidamente, sem estar de acordo com a Lei nº 9.610/98. Se incorreções forem encontradas, serão de exclusiva responsabilidade de seus organizadores. Foi realizado o Depósito Legal na Fundação Biblioteca Nacional, de acordo com as Leis nºs 10.994, de 14/12/2004, e 12.192, de 14/01/2010.

Catalogação na Fonte
Elaborado por: Josefina A. Guedes
Bibliotecária CRB 9/870

T315t 2025	Terapia cognitivo comportamental no contexto da pós graduação: teoria e técnica aplicada a casos clínicos : volume II / Mauricio Wisniewski, Solange Regina Signori Iamin (orgs.). – 1. ed. – Curitiba: Appris, 2025. 187 p.; 23 cm. – (Saúde mental).
	Inclui bibliografias. ISBN 978-65-250-7371-2
	1. Terapia cognitiva. 2. Terapia do comportamento. I. Wisniewski, Mauricio. II. Iamin, Solange Regina Signori. III. Título. IV. Série.
	CDD – 616.891425

Livro de acordo com a normalização técnica da ABNT

Appris editorial

Editora e Livraria Appris Ltda.
Av. Manoel Ribas, 2265 – Mercês
Curitiba/PR – CEP: 80810-002
Tel. (41) 3156 - 4731
www.editoraappris.com.br

Printed in Brazil
Impresso no Brasil

Mauricio Wisniewski
Solange Regina Signori Iamin
(orgs.)

TERAPIA COGNITIVO COMPORTAMENTAL NO CONTEXTO DA PÓS GRADUAÇÃO

TEORIA E TÉCNICA APLICADA A CASOS CLÍNICOS

Volume II

Appris
editora

Curitiba, PR
2025

FICHA TÉCNICA

EDITORIAL	Augusto Coelho Sara C. de Andrade Coelho

COMITÊ EDITORIAL

Ana El Achkar (Universo/RJ)
Andréa Barbosa Gouveia (UFPR)
Antonio Evangelista de Souza Netto (PUC-SP)
Belinda Cunha (UFPB)
Délton Winter de Carvalho (FMP)
Edson da Silva (UFVJM)
Eliete Correia dos Santos (UEPB)
Erineu Foerste (Ufes)
Fabiano Santos (UERJ-IESP)
Francinete Fernandes de Sousa (UEPB)
Francisco Carlos Duarte (PUCPR)
Francisco de Assis (Fiam-Faam-SP-Brasil)
Gláucia Figueiredo (UNIPAMPA/ UDELAR)
Jacques de Lima Ferreira (UNOESC)
Jean Carlos Gonçalves (UFPR)
José Wálter Nunes (UnB)
Junia de Vilhena (PUC-RIO)

Lucas Mesquita (UNILA)
Márcia Gonçalves (Unitau)
Maria Aparecida Barbosa (USP)
Maria Margarida de Andrade (Umack)
Marilda A. Behrens (PUCPR)
Marília Andrade Torales Campos (UFPR)
Marli Caetano
Patrícia L. Torres (PUCPR)
Paula Costa Mosca Macedo (UNIFESP)
Ramon Blanco (UNILA)
Roberta Ecleide Kelly (NEPE)
Roque Ismael da Costa Güllich (UFFS)
Sergio Gomes (UFRJ)
Tiago Gagliano Pinto Alberto (PUCPR)
Toni Reis (UP)
Valdomiro de Oliveira (UFPR)

SUPERVISORA EDITORIAL	Renata C. Lopes
PRODUÇÃO EDITORIAL	Bruna Holmen
REVISÃO	J. Vanderlei
DIAGRAMAÇÃO	Andrezza Libel
CAPA	Danielle Paulino
REVISÃO DE PROVA	Lavínia Albuquerque

COMITÊ CIENTÍFICO DA COLEÇÃO SAÚDE MENTAL

DIREÇÃO CIENTÍFICA	**Roberta Ecleide Kelly (NEPE)**

CONSULTORES

Alessandra Moreno Maestrelli (Território Lacaniano Riopretense)

Ana Luiza Gonçalves dos Santos (UNIRIO)

Antônio Cesar Frasseto (UNESP, São José do Rio Preto)

Felipe Lessa (LASAMEC - FSP/USP)

Gustavo Henrique Dionísio (UNESP, Assis - SP)

Heloísa Marcon (APPOA, RS)

Leandro de Lajonquière (USP, SP/ Université Paris Ouest, FR)

Marcelo Amorim Checchia (IIEPAE)

Maria Luiza Andreozzi (PUC-SP)

Michele Kamers (Hospital Santa Catarina, Blumenau)

Norida Teotônio de Castro (Unifenas, Minas Gerais)

Márcio Fernandes (Unicentro-PR-Brasil)

Maria Aparecida Baccega (ESPM-SP-Brasil)

Fauston Negreiros (UFPI)

Este livro é dedicado a todos os pacientes que permitiram que suas vidas fossem nossas áreas de conhecimento e trabalho, que suas dores e frustrações, medos e ansiedades, traumas e rejeições servissem para nos mostrar como a Psicologia, em especial, a Terapia Cognitivo Comportamental, poderia nos ajudar a ajudá-los. Foi e é através do conhecimento sobre as histórias de vida de pessoas reais que se constrói um terapeuta cognitivo comportamental. Seja criança, adolescente, adulto, idoso, casal, as histórias, as demandas, as queixas, os sintomas, formam o recheio da mente sempre ativa do terapeuta da TCC. Assim, o mínimo que nós, terapeutas, podemos fazer é dedicar este trabalho a estas pessoas, nossos pacientes.

AGRADECIMENTOS

Novamente, neste segundo volume deste compilado de capítulos escritos pelos alunos e alunas da Pós-Graduação em Psicologia Clínica – Abordagem da Terapia Cognitivo Comportamental da Faculdade Sant'Ana, em Ponta Grossa, é necessário agradecer primeiramente à reverendíssima irmã Maria Aluísia Rhoden. Devemos a esta jovem senhora de visão vanguardista a coragem de ter conseguido fazer acontecer o primeiro curso de Psicologia nos Campos Gerais. A pós-graduação foi apenas consequência deste feito, que desde 2006 vem formando profissionais psicólogos cientes do seu papel na construção de uma sociedade mais humanizada.

Em segundo lugar, mas não menos importante, cabe-nos agradecer à Prof.ª Solange Regina Signori Iamin. Seu trabalho minucioso na elaboração e revisão de todos os capítulos deste livro é notável. Mais uma vez (sim, pois o primeiro volume também foi obra da sua vontade e trabalho), nossos agradecimentos são para ela! Critério, rigor, mas também simpatia, amor, carinho e afeto em tudo o que faz, esta é a Solange!

Em terceiro lugar, é importante lembrar que este curso de especialização não aconteceria sem a orientação dos professores que dele participaram. Nosso agradecimento especial a todas(os) as professoras(res) que nos ajudaram a ampliar nossos conhecimentos na TCC.

E, finalmente, cabe agradecer aos alunos que escreveram estes capítulos, inicialmente muito tímidos e inseguros nos seus trilhares de pesquisadores iniciantes, mas que ao concluírem o trajeto, mostraram trabalhos sérios, íntegros e que espelham suas competências.

Que a leitura destas páginas traga satisfação e conhecimento não só aos leitores, mas aos autores também.

Boa leitura!

SUMÁRIO

INTRODUÇÃO...11

CAPÍTULO 1
A EFICÁCIA DA TERAPIA COGNITIVO COMPORTAMENTAL NO TRATAMENTO DA ANSIEDADE SOCIAL....................................15
Adriana Fátima de Campos
Solange Regina Signori Iamin
Mauricio Wisniewski

CAPÍTULO 2
TRATAMENTO COGNITIVO-COMPORTAMENTAL EM UM CASO DE TRANSTORNO DE ANSIEDADE GENERALIZADA NA ADOLESCENCIA....27
Kris Hamanni Coimbra Venancio
Solange Regina Signori Iamin
Mauricio Wisniewski

CAPÍTULO 3
ESTRATÉGIAS COGNITIVO COMPORTAMENTAIS NO TRATAMENTO DA DEPRESSÃO ANSIOSA EM ADOLESCENTES.............................37
Cassio Alan Paes de Almeida
Solange Regina Signori Iamin
Mauricio Wisniewski

CAPÍTULO 4
TRANSTORNO DE ANSIEDADE GENERALIZADA: UM TRATAMENTO COGNITIVO-COMPORTAMENTAL.......................................57
Jenifer Maiara Grokorriski
Solange Regina Signori Iamin
Mauricio Wisniewski

CAPÍTULO 5
DEPRESSÃO E ANSIEDADE, UM OLHAR PARA NOVAS POSSIBILIDADES NA PRÁTICA CLÍNICA À LUZ DA TERAPIA COGNITIVO COMPORTAMENTAL..73
Verônica Crist
Solange Regina Signori Iamin
Mauricio Wisniewski

CAPÍTULO 6

LUTO: UMA PERSPECTIVA DA TERAPIA COGNITIVO-COMPORTAMENTAL...91

Lourdes de Jesus Madureira Ferreira
Solange Regina Signori Iamin
Mauricio Wisniewski

CAPÍTULO 7

TRATAMENTO COGNITIVO COMPORTAMENTAL EM UM CASO DE TDAH NA ADOLESCÊNCIA..107

João Ribeiro de Oliveira Neto
Solange Regina Signori Iamin
Mauricio Wisniewski

CAPÍTULO 8

TREINO DE HABILIDADES DE RELACIONAMENTO E SOLUÇÃO DE PROBLEMAS DESDE A PERSPECTIVA DA TERAPIA COGNITIVO COMPORTAMENTAL 119

Kelly de Freitas Pugliese
Solange Regina Signori Iamin
Mauricio Wisniewski

CAPÍTULO 9

TRANSTORNO DE SEPARAÇÃO INFANTIL: INTERVENÇÃO COGNITIVO-COMPORTAMENTAL SOFRIMENTO PSÍQUICO INFANTIL................131

Euza de Farias da Silva
Solange Regina Signori Iamin
Maurício Wisniewski

CAPÍTULO 10

TERAPIA COGNITIVO COMPORTAMENTAL NO TRATAMENTO DO TRANSTORNO OBSESSIVO COMPULSIVO................................155

Ana Cristina Abreu Lima Klug
Solange Regina Signori Iamin
Maurício Wisniewski

CAPÍTULO 11

CONTRIBUIÇÕES DA ABORDAGEM COGNITIVO-COMPORTAMENTAL EM UM CASO DE TRANSTORNO DE ANSIEDADE GENERALIZADA 167

Francisco de Assis Lauda
Mauricio Wisniewski

SOBRE AS AUTORES 183

INTRODUÇÃO

Esta é a segunda edição do livro que surgiu a partir do trabalho desenvolvido pelos alunos do curso de pós-graduação em Terapia Cognitivo-comportamental (TCC) da Faculdade Sant'Ana em Ponta Grossa, no estado do Paraná, agora na 2ª turma (2022-2024).

O objetivo inicial era criar espaço acadêmico e literário para expressão dos muitos caminhos do tratamento clínico na abordagem da TCC. Desta forma, foi proposta a ideia de que a pesquisa para o trabalho de conclusão de curso fosse feita na forma de capítulo de livro, como relato de experiência clínica. O resultado foi esta "colcha de retalhos" na qual cada aluno, a sua maneira, contribuiu para ampliar o conhecimento dos aspectos relacionados ao tratamento dos mais diversos transtornos psicológicos trazidos à clínica.

Diferentemente de outras abordagens psicológicas utilizadas na psicoterapia, a Terapia Cognitivo-comportamental, por ser breve, baseada em evidências científicas, estruturada, direcionada à solução do problema e focada na mudança dos pensamentos e dos comportamentos disfuncionais, permite maiores possibilidades didáticas de compreensão do processo psicoterapêutico. Longe de ser generalista, uma vez que possui amplo e profundo arcabouço teórico, é justamente na ampla gama de técnicas e teorias que a TCC se traduz como ideal para este mundo pós-moderno, no qual o sofrimento psicológico está aliado a diversas variáveis, com os fatores financeiro, temporal, científico, entre outros. O financeiro, por exemplo, em razão de que as pessoas procuram formas de tratamento que consigam ser mais previsíveis e que sigam algum tipo de protocolo. Com o surgimento dos convênios de saúde, e com eles, a regulação no Brasil, de um número máximo de consultas psicológicas liberadas anualmente para o paciente, a TCC se destaca como abordagem que consegue trabalhar queixas específicas em menor tempo, dentro dos prazos estabelecidos, uma vez que é breve (pois os protocolos variam de 12 a 24 sessões) e estruturada (as sessões seguem uma ordem pré-estabelecida de desenvolvimento do processo terapêutico).

Além disso, mesmo para pacientes que não utilizam convênios de saúde (ou seja, pagam diretamente ao profissional pelas sessões), os projetos terapêuticos estabelecidos junto aos psicólogos no início dos tratamentos, conseguem estimar números aproximados de sessões necessárias para solucionar as queixas trazidas, e assim, facilitar o planejamento financeiro para a manutenção do tratamento psicológico. No que diz respeito ao fator temporal, da mesma forma, a TCC responde à ansiedade do paciente ao estruturar os projetos terapêuticos de modo a estipular como irá trabalhar em cada sessão, o problema apresentado. E finalmente, o critério científico da TCC, impacta consideravelmente a sua aplicabilidade, principalmente quando as indicações do tratamento se originam de outros profissionais da área da saúde, em especial, da Medicina. Importante, aqui, se fazer uma digressão a este respeito. Até aproximadamente os anos de 1980, a Psiquiatria estava intimamente ligada às abordagens de matriz psicanalítica (vale lembrar a icônica Nise da Silveira, adepta da Psicologia Analítica de Carl Jung).

Tal ligação se vinculava principalmente ao fato de que a Psicanálise era a teoria de eleição da Psiquiatria para interpretação dos transtornos mentais, seja pela estruturação histórica que a aproximava da Medicina (Freud era médico, neurologista), seja porque há mais de 100 anos vinha mostrando resultados na explicação e no tratamento da dor psíquica. Porém, com o surgimento da TCC, criada por Aaron Beck na década de 1960, inicialmente para tratar de pacientes depressivos (Beck até então era psicanalista), a teoria ganhou espaço justamente por demonstrar vasto arsenal de técnicas que respondiam aos critérios científicos de imparcialidade, objetividade, neutralidade, reprodutibilidade, validação empírica, entre outros. Com este "currículo", a TCC ganhou facilmente espaço na Medicina, até se tornar a abordagem conhecida como "padrão ouro" para o tratamento psicológico de pacientes psiquiátricos e neurológicos.

Foi a partir dos teóricos clássicos da TCC de Beck que teve início a segunda turma do curso de especialização Lato Sensu em Psicologia Clínica na Terapia Cognitivo-Comportamental da Faculdade Sant'Ana em junho de 2022. E, seguindo o cronograma do curso, em meados de 2023, as disciplinas de introdução à clínica em TCC motivaram todos a pensar em replicar o sucesso que foi a 1ª edição do livro da 1ª turma de 2019-2022. A "receita" foi a mesma: muita dedicação, muito estudo, muitas supervisões e principalmente, muito respeito pelos casos que seriam reportados nos capítulos.

De maneira que, os capítulos que são apresentados neste livro trazem a história de pessoas que sofreram por acontecimentos de vida e que procuraram ajuda para conseguirem viver melhor. A "ajuda" se materializou no tratamento psicoterapêutico proporcionado pelos alunos da pós-graduação, que fizeram uso das técnicas da TCC.

Assim, o leitor encontrará nestas páginas programas de tratamento específicos para alguns transtornos o que pode colaborar no ensino--aprendizagem de outros alunos, bem como de profissionais que tenham interesse em acercar-se da TCC.

Desejo a todos que esta obra sirva de inspiração para que outros livros no contexto das pós-graduações possam ser escritos, brindando-nos com o conhecimento que os alunos venham a adquirir desta abordagem tão eficaz nos tratamentos de uma ampla variedade de transtornos mentais.

Boa leitura!

Maurício Wisniewski
Coordenador da pós-graduação

CAPÍTULO 1

A EFICÁCIA DA TERAPIA COGNITIVO COMPORTAMENTAL NO TRATAMENTO DA ANSIEDADE SOCIAL

Adriana Fátima de Campos
Solange Regina Signori Iamin
Mauricio Wisniewski

INTRODUÇÃO

A identificação do transtorno de ansiedade social (TAS) acontece pela presença de ansiedade excessiva diante da diversidade das situações sociais. As pessoas acometidas pelo transtorno temem comportar-se de maneira inadequada (seja pela deficiência no desempenho, seja pela manifestação da ansiedade) e, assim, ter que lidar com a desaprovação e as críticas das pessoas que perceberem. Há concentrado sofrimento e ansiedade nas vivências sociais, sendo comum que os pacientes acometidos ao transtorno utilizem a evitação como estratégia, mesmo coexistindo grande vontade de estabelecer o contato social que se teme. O conhecido traço de comportamento fóbico-evitativo acarreta grande prejuízo no funcionamento do indivíduo, quer seja no campo do trabalho, dos estudos ou nas relações sociais cotidianas (ROCHA *et al.*, 2012).

O Manual Diagnóstico e Estatístico de Transtornos Mentais-DSM--5-TR (APA, 2023) aponta como critérios diagnósticos para o Transtorno de Ansiedade Social o medo proeminente ou ansiedade em situação social que expõe à possibilidade de julgamento, persistente por aproximadamente seis meses. O manual enfatiza que o medo tem como característica principal envolver possível avaliação negativa de outras pessoas e, por este motivo, leva à ansiedade, esquiva e evitação com desequilíbrio de proporção em relação à situação real. O DSM-5-TR aponta ainda para o significativo sofrimento e perdas em diversos aspectos da vida, tais como relacionais e de trabalho.

Apesar do sofrimento causado pelo TAS, é importante ressaltar que ele tem tratamento e a abordagem de escolha é a terapia cognitivo-comportamental (TCC), que é conduzida sob a compreensão conceitual biopsicossocial na determinação e no intento de compreensão dos fenômenos que compreendem a psique humana, pois possui método direcionado, cujo foco central de trabalho está versado sobre os fatores cognitivos dos transtornos mentais (BECK, 2007, BECK 2011, BECK, 2014). De acordo com Hope *et al.* (2012) há demonstração de eficácia da terapia cognitiva no tratamento da depressão, tendo sido posteriormente adaptada para outras patologias, dentre as quais, o Transtorno de Ansiedade Social (TAS).

O TAS pode ser tratado com eficácia por meio da terapia farmacológica associada à Terapia Cognitiva Comportamental (LEVITAN *et al.*, 2011). O autor indica como principais técnicas empregadas neste tratamento, a psicoeducação, o relaxamento muscular progressivo, o treinamento de habilidades sociais, a exposição imaginária e ao vivo, vídeo *feedback* e reestruturação cognitiva. Mesmo havendo pouco consenso sobre qual elemento da psicoterapia cognitivo-comportamental é mais eficaz, há concordância de que o trabalho com o componente cognitivo vital, com 84% dos pacientes apresentando melhora dos sintomas e persistência dos resultados com o passar de um ano.

Na exposição a situações sociais, os pacientes com TAS demonstram pouca valorização às suas habilidades sociais e acentuam negativamente os resultados das interações (LEVITAN *et al.*, 2011). Neste sentido, as intervenções psicoterapêuticas objetivam identificar e reestruturar os pensamentos automáticos distorcidos e as crenças disfuncionais que os sustentam, concomitantemente, servem-se de técnicas comportamentais de exposição gradativa às situações sociais e treinamento de habilidades sociais que visam a melhora do desempenho social.

APRESENTAÇÃO DO CASO CLÍNICO

A. 29 anos, relatou sentir significativas dificuldades de comunicação com estranhos até mesmo em conversas breves como pedir informação. Narrou ter passado momentos de muita tensão no colégio (terminou recentemente o ensino médio através da formação de Jovens e Adultos), pois nas apresentações de trabalho e antes das provas sentia enorme pressão na cabeça, sudorese, taquicardia e medo de não controlar a raiva caso os colegas 'caçoassem" dele.

Apresentava preocupação com o futuro já que os sintomas de ansiedade o impediam de ter trabalho fixo (há alguns anos trabalha na colheita de batatas no campo, o que depende da temporada de colheita e da convocação para o campo). Uma terceira queixa se concentrava na dificuldade de lidar com os problemas de casa. Mora com dois irmãos (um mais jovem e outro mais velho), sendo um dependente químico e outro dependente de álcool. Narrou grande sofrimento psíquico por sentir-se inseguro quando os irmãos estão alterados.

A história familiar foi permeada pela fragilidade da mãe, diagnosticada com esquizofrenia, cujos constantes surtos eram cuidados sobretudo por A, que tinha mais jeito e paciência com os momentos violentos da mãe. A doença da genitora marcou a infância, sem o conhecimento na época do que era a esquizofrenia e, portanto, sem entender o comportamento 'estranho' da mãe e a falta de afeto que existia em casa. Concomitantemente, o pai era dependente de álcool, se ausentava bastante da residência, sendo tal distanciamento um alívio já que a presença dele alcoolizado era violenta. O resultado das relações conturbadas foi a fragilidade de vínculo entre os irmãos e os diversos casos de dependência química e de álcool. A. é o terceiro de cinco irmãos, dos quais somente ele e a irmã não possuem dependência. A família sofreu significativamente com a pobreza material, tendo como resultado imediato o abandono dos estudos por todos os irmãos. O histórico de violência intrafamiliar trouxe medo e fragilidade à convivência, ao ponto de que o próprio A. ter tido medo, na adolescência, de 'não conseguir conter a raiva'.

A adolescência do paciente foi alternada entre os cuidados com a mãe e as possibilidades de trabalho que apareciam (já na colheita de batata). As relações de amizade eram muito restritas e a desistência da escola foi uma decisão tomada diante das dificuldades trazidas pela ansiedade, os sentimentos de raiva difíceis de serem controlados e toda a situação familiar e social. Aos 25 anos e já tendo perdido os pais, decidiu voltar para a escola na modalidade de EJA (Educação de Jovens e Adultos). Teve grande incentivo dos professores. A cada elogio e palavra de apoio sentia mais forças para superar as enormes dificuldades de relacionamento. A pedagoga do colégio percebeu, além do potencial do jovem aluno, que muitas dificuldades emocionais o impediam de se desenvolver. Assim, fez contato para verificar a possibilidade de atendimento psicológico e psiquiátrico gratuito, dada a situação social do A.

As queixas trazidas pelo paciente abrangiam todos os aspectos da sua vida, já que limitavam significativamente as possibilidades de trabalho e de relações sociais. Cognitivamente os pensamentos disfuncionais extremamente frequentes eram de medo de julgamento para iniciar qualquer tipo de conversa. Segundo o paciente tratava-se de um medo paralisante, que trazia dores no peito, dificuldade de respirar, tremor e suor, fazendo-o desistir de fazer entrevista de emprego e, não raras vezes, de retornar do meio do caminho para casa. Ainda, A. apresentava dificuldade para dormir, com narrativa de pensamentos disfuncionais durante a noite, sobretudo se os irmãos estivessem fora de casa ou sob efeito de drogas e álcool. Os sinais corporais da ansiedade eram 'paralisantes' segundo sua narrativa.

Apesar de cultivar alguns desejos, o jovem se via demasiadamente limitado para fazer faculdade, encontrar outro trabalho e ter uma companheira (teve um breve namoro perto dos 18 anos).

Após a morte dos pais sua ocupação central se tornou a colheita de batatas que é sazonal. Seu desejo era ter um trabalho fixo. Já fez algumas tentativas sem sucesso devido aos impedimentos causados pela ansiedade social. Sendo muito religioso (pertence à Igreja Adventista), gostaria de participar de alguma coisa promovida pela igreja, no entanto, não conseguia cumprimentar as pessoas e criar vínculo, de modo que não se sentia pertencente.

MÉTODOS DE AVALIAÇÃO

Após a anamnese feita de maneira minuciosa, seguiu-se com entrevista semiestruturada servindo-se dos critérios do DSM-5- TR (APA, 2023, p. 229).

Critério "A. Medo ou ansiedade acentuados acerca de uma ou mais situações sociais em que o indivíduo é exposto a possível avaliação por outras pessoas. Exemplos incluem interações sociais (p. ex., manter uma conversa, encontrar pessoas que não são familiares), ser observado (p. ex., comendo ou bebendo) e situações de desempenho diante de outros (p. ex., proferir palestras)". Segundo a narrativa do paciente, o medo e a ansiedade acentuados apareciam em qualquer situação de contato com outras pessoas, incluso o fato de estar no mesmo ambiente, como andar de ônibus. Nas situações mais corriqueiras em que se possa pensar, o sentimento era de medo, inadequação e desconforto.

"B. O indivíduo teme agir de forma a demonstrar sintomas de ansiedade que serão avaliados negativamente (i.e., será humilhante ou constrangedor; provocará a rejeição ou ofenderá a outros)". A preocupação com a avaliação do outro era constante na vida do paciente, de tal forma a ser impeditiva de criar vínculos. O único amigo que conseguiu manter é um vizinho de casa, com quem esporadicamente conversa e, mais raramente ainda, consegue visitar. Todavia, lamenta que o amigo não frequenta sua casa.

"C. As situações sociais quase sempre provocam medo ou ansiedade". D. As situações sociais são evitadas ou suportadas com intenso medo ou ansiedade". Na vida do paciente as situações sociais provocavam enorme desconforto e desencadeavam sintomas que o incomodavam a ponto de fugir da exposição e do contato. Havia consciência de que a evitação e a fuga não auxiliavam no enfrentamento, no entanto, antes de considerar a possibilidade de enfrentar, a fuga já acontecia. Até mesmo a participação na igreja ficava condicionada, a ponto de organizar-se para ir no culto e desistir antes de chegar no local. Com relação à busca de trabalho acontecia o mesmo: algumas vezes pegou um anúncio de emprego e enquanto se dirigia ao local para se candidatar à vaga, ia sendo tomado pelo medo e pelos sintomas da ansiedade, retornando sem se apresentar ao empregador.

"E. O medo ou ansiedade é desproporcional à ameaça real apresentada pela situação social e o contexto sociocultural". A desistência da escola no final do ensino fundamental aconteceu em maior proporção pelo medo de exposição que, por vezes, se misturava ao medo de perder o controle da raiva (como acontecia com os irmãos e com o pai) caso alguém caçoasse dele. Da mesma forma, após o retorno às aulas, já na juventude, temia não conseguir terminar o ensino médio pelos sentimentos ruins que experimentava quando tinha trabalho para apresentar ou quando tinha aula com professores que costumeiramente faziam perguntas ou incentivavam a participação.

"F. O medo, ansiedade ou esquiva é persistente, geralmente durando mais de seis meses". De acordo com o paciente, na infância os sintomas eram um pouco mais brandos, intensificando-se significativamente na adolescência. No entanto, por vezes se confundiam com a situação 'caótica' do ambiente familiar hostil e adoecido.

"G. O medo, ansiedade ou esquiva causa sofrimento clinicamente significativo ou prejuízo no funcionamento social, profissional ou em outras áreas importantes da vida do indivíduo". Como já narrado, em todos os aspectos da vida do paciente ocorreram perdas relevantes, destacando-se a ausência de vínculos de amizade e afetivos, de pertencimento a grupos (igreja) e de possibilidade de trabalho.

"H. O medo, ansiedade ou esquiva não é consequência dos efeitos fisiológicos de uma substância (p. ex., droga de abuso, medicamento) ou de outra condição médica". Apesar de conviver desde a infância com a dependência de drogas e de álcool, o jovem nunca fez uso de nenhuma delas, nem mesmo do cigarro.

"I. O medo, ansiedade ou esquiva não é mais bem explicado pelos sintomas de outro transtorno mental, como transtorno de pânico, transtorno dismórfico corporal ou transtorno do espectro autista". Durante a entrevista houve suspeita do pânico pela narrativa frequente de medo de perder o controle. Tal questionamento fora encaminhado para o profissional da psiquiatria com a hipótese diagnóstica levantada de fobia social.

"J. Se outra condição médica (p. ex., doença de Parkinson, obesidade, desfiguração por queimaduras ou ferimentos) está presente, o medo, ansiedade ou esquiva é claramente não relacionado ou é excessivo". Não há relato de outra condição médica.

A partir da identificação do TAS, deu-se início as intervenções baseadas em técnicas e estratégias da terapia cognitivo-comportamental.

INTERVENÇÃO CLÍNICA E TÉCNICAS UTILIZADAS

O início das intervenções se deu com a anamnese e com o encaminhamento do paciente ao CAPS (Centro de atenção psicossocial) para avaliação psiquiátrica com a hipótese diagnóstica levantada de Transtorno de Ansiedade Social. Após esta intervenção foi realizada a **psicoeducação** (BECK, 2014). Este foi um recurso utilizado em várias sessões já que situou o paciente na abordagem da terapia cognitivo comportamental (TCC) e o instrumentalizou com recursos para a auto compreensão e para a regulação dos pensamentos e das emoções disfuncionais. Foi psicoeducado sobre o TAS, abordando sintomas, causas multifatoriais e características. A psicoeducação permeou todos os atendimentos, já que ao longo das sessões se recorreu a ela para a interpretação e ressignificação dos fatos.

Além da psicoeducação a **escuta empática** tornou-se o principal canal que possibilitou a abertura e o crescimento da confiança do paciente, cujo histórico foi marcado pela linguagem da violência tanto nas crises da mãe quanto nos tantos episódios de alcoolismo do pai e dos irmãos. Em algumas sessões a técnica da **cadeira vazia** (YOUNG *et al.*, 2008) ajudou na elaboração do luto dos pais, cujas narrativas levavam a entender como crenças disfuncionais se fixaram a partir de interpretações de desamor destes. Com o auxílio dos mais variados recursos ofertados pela TCC, o empenho de cada sessão girou em torno da **reestruturação cognitiva** (BECK, 2011), através de: Lista de pensamentos distorcidos, RPD (Registro de pensamentos disfuncionais), Inventário de Crenças Centrais Negativas (ICCN); Baralho de crenças; Baralho de Mindfulness; Relaxamento Progressivo de Jacobson (CABALLO, 2012), a dessensibilização sistemática (CABALLO, 2012), análise de vantagens e desvantagens, respiração diafragmática bem como o treino de habilidades sociais (CABALLO, 2012., ROCHA *et al.*, 2012).

O paciente recebeu um caderninho para o registro dos pensamentos e de tudo o que quisesse anotar das sessões e para as sessões. Nos últimos oito meses fora adotado o manual Vencendo a Ansiedade Social com a Terapia Cognitivo-Comportamental (HOPE *et al.*, 2012), tendo sido de grande importância no processo terapêutico do paciente.

Fora feito contato com o pastor da comunidade à qual pertence o paciente no intuito de fortalecer o pertencimento deste (com o seu consentimento). O pastor fez uma visita à residência que foi muito apreciada pelo paciente.

Para a reestruturação de Pensamentos Disfuncionais foram utilizados: Lista das Distorções Cognitivas que envolveu a identificação e modificação de pensamentos disfuncionais, com a inclusão do Registro de Pensamentos Disfuncionais (RPD) (Clark, 2014), CD- Quest (OLIVEIRA e ANDRETTA, 2016) que foi utilizado para identificar padrões de pensamentos disfuncionais que estão mais presentes no dia a dia. Instrumentos como o Inventário de Crenças Centrais Negativas (ICCN) (OSMO, 2017), seguindo o modelo de Aron Beck. Fora aplicado o inventário de esquemas disfuncionais (YOUNG *et al.*, 2008), que consiste num questionário de noventa questões, cuja resposta segue o critério de 1 a 6, com graduação do que é falso (1) para o paciente até o que é completamente verdadeiro (6), aplicado em sessão.

Além disso, foi realizada uma análise das vantagens e desvantagens do comportamento de sair de casa para morar sozinho, conforme quadro indicativo:

Quadro 1 – Lista de vantagens e desvantagens de morar sozinho

Vantagens em morar sozinho	Desvantagens em morar sozinho
- Casa sem violência.	- Os custos são altos
- Limpeza e organização do meu jeito.	- Às vezes sentirei solidão
- Me sinto seguro.	- Posso ficar preocupado com meus irmãos
- Posso dormir melhor sem medo que cheguem drogados ou alcoolizados.	
- Posso levar amigos ou até uma namorada.	
- Vou visitar a família.	
- A família vem me visitar.	
- Posso organizar melhor meu trabalho de vendas.	
- Ser independente.	

Fonte: os autores (2024)

Técnicas de **respiração e relaxamento** foram ensinadas para promover o manejo da ansiedade: treino através de cartas do baralho de **Mindfulness** que eram treinadas em sessão e enviadas para tarefa diária; exercícios ao fim da sessão que incluíam treino de **relaxamento progressivo** (música instrumental, sentado na poltrona reclinada, o paciente foi conduzido ao relaxamento do corpo e da mente, igualmente à práticas de respiração com contagem e com atenção focada nos movimentos do abdômen e no ar que entra e sai pelas narinas).

O curso terapêutico visou proporcionar conscientização, entendimento e modificação de padrões cognitivos e comportamentais relacionados ao Transtorno de ansiedade social, utilizando a terapia cognitiva comportamental.

RESULTADOS

A partir da compreensão das queixas do paciente e do quão limitante a ansiedade social se apresentou na vida dele, o objetivo central do curso terapêutico dirigiu-se para a redução do quadro de ansiedade, com a promoção de maior autonomia de vida. O encaminhamento para acompanhamento psiquiátrico confirmando TAS trouxe o benefício do medicamento que aliviou os sintomas da ansiedade. Apesar da resistência inicial à medicação (fruto da crença disfuncional de que medicação é o "último recurso" antes da loucura), conseguiu superar o 'medo de ser como a mãe', entendendo tratar-se de ansiedade e não de esquizofrenia.

O intuito da terapia cognitiva foi a instrumentalização do paciente, por meio da psicoeducação e de todas as técnicas aplicadas, para que este fosse sempre mais, capaz de identificar, reestruturar e ressignificar as crenças e pensamentos disfuncionais que o limitavam para o fluir da vida. Segundo Beck (2014), trata-se de um processo de cooperação e de investigação, com foco na testagem da realidade e na resolução de problemas entre o terapeuta e o paciente. No caso específico do paciente A., a abordagem terapêutica se mostrou um divisor de águas no curso de sua história, já que, nos seus termos, o retirou do aprisionamento em que viveu desde criança.

A redução dos pensamentos disfuncionais, tais como os de incapacidade e de julgamento das pessoas, através das técnicas específicas da TCC, claramente o auxiliaram na identificação das distorções e no enfrentamento destas. A ansiedade social era impeditiva na autonomia e na autoestima, aspectos nos quais também demostrou melhoras. O paciente conseguiu retomar a participação na igreja, iniciou a venda de produtos que compra na internet, montou até mesmo um perfil de vendas. Há muito ainda a superar já que a entrega ainda é um empecilho que lhe custa. Conseguiu se apresentar em um trabalho em marcenaria, ainda que não tenha conseguido gerir os conflitos próprios de locais de trabalho, ficou lá uma semana e foi possível avaliar positivamente a tentativa e o enfrentamento que conseguiu fazer nesta experiência. Outra surpresa foi constatar que o A. iniciou um processo de comunicação mais abrangente, conseguindo gravar pequenos vídeos dos animais de estimação que posta no TikTok.

A regulação emocional foi um caminho iniciado pelo paciente que trouxe bons resultados para a sua vida. Entre ganhos apresentados, além dos passos na comunicação, no reinventar o modo de trabalho e na utilização de redes sociais, o paciente narrou que o medo de perder o controle da raiva foi um dos primeiros sintomas que desapareceu após o início da terapia. Comentou sentir-se mais leve e capaz de lidar com situações de conflito em casa sem se misturar a elas. Passou a dormir e se alimenta melhor, resultados da regulação emocional já apropriada pelo paciente.

CONSIDERAÇÕES FINAIS

A Terapia Cognitivo Comportamental (TCC) constitui-se como ferramenta de grande eficácia no tratamento do transtorno de ansiedade social. A associação dos aspectos comportamental e cognitivo impacta positivamente a vida do paciente por dar-lhe condições de identificar a relação existente entre os pensamentos disfuncionais, os comportamentos evitativos e os sintomas somáticos que comumente o assolam. A identificação, seguida da instrumentalização do paciente para a ressignificação dos pensamentos disfuncionais, e a adoção de comportamentos de enfrentamento, são eixos centrais do plano de atendimento.

O movimento produzido pela TCC no paciente com TAS agiu na desconstrução das crenças disfuncionais de inadequação, de ser alvo de julgamento e de incapacidade. Tais crenças, e as demais não nominadas, produzem insegurança e medo, acarretando em comportamentos de fuga, evitação ou tentativas de enfrentamento limitadas, que desperdiçam significativamente as energias do paciente. O quadro do transtorno se agrava ainda mais de acordo com a complexidade dos sintomas fisiológicos por ele produzidos. Igualmente neste aspecto há reconhecimento da eficácia da TCC na diminuição e até extinção destes sintomas, trazendo crescente bem-estar ao paciente nas situações de exposição social.

No caso exposto o paciente submetido à metodologia da TCC teve gradativa e constante melhora dos sintomas de TAS. As primeiras mudanças percebidas ocorreram na recuperação das crenças disfuncionais de desamor, desvalor e desamparo. A autoconcepção de merecimento de afeto, de confiança nas próprias capacidades e recuperação dos sonhos em relação ao futuro apareceram como significativo alento para a vida de 'A'.

Na avaliação clínica o comprometimento do paciente pela TAS foi considerado de moderado a severo, o que se traduziu em limitação relevante na vida do paciente tanto para as relações interpessoais quanto para o campo do trabalho. No decorrer da terapia houve conquista de habilidades de relacionamento. 'A' retomou a participação na Igreja, conseguiu refazer algumas vinculações com vizinhos e deu novo direcionamento à sua vida profissional, desenvolvendo condições e recursos que lhe permitiram dar passos relevantes para uma melhor qualidade de vida. Descobriu na internet e no campo de vendas online uma forma possível de trabalho, e tem avançado no que antes lhe era demasiadamente difícil: realizar as entregas.

Conclui-se na apresentação deste caso terapêutico, os efeitos benéficos dos recursos da TCC, bem como sua eficácia na vida do paciente 'A'. É certo que, por tratar-se de um acometimento de grande impacto na vida de 'A', a retomada da terapia seja importante, sobretudo para a continuidade no desenvolvimento de habilidades sociais.

REFERÊNCIAS

APA - AMERICAN PSYCHIATRIC ASSOCIATION. **Manual diagnóstico e estatístico de transtornos mentais**: DSM-5-TR. 5.ed. rev. Porto Alegre: Artmed, 2023.

BECK, J. **Terapia cognitiva para desafios clínicos**: o que fazer quando o básico não funciona. Porto Alegre: Artmed, 2007.

BECK, J. S. **Terapia cognitiva:** teoria e prática. Artmed, 2011.

BECK, Judith S. **Terapia Cognitiva:** teoria e prática. Porto Alegre: Artmed, 2014.

CABALLO, V. E. **Manual de Avaliação e Treinamento das Habilidades Sociais**. São Paulo: Santos, 2012.

CLARK, DAVID A. **Vencendo a ansiedade e a preocupação com a terapia cognitivo-comportamental:** manual do paciente. Porto Alegre: Artmed, 2014.

D'EL REY, G. J. F., & PACINI, C. A. (2006). Terapia cognitivo-comportamental da fobia social: modelos e técnicas. **Psicologia em Estudo**, *11*, 269-275.

HOPE, D. A.; HEIMBERG, R. G.; TURCK, C. L. **Vencendo a ansiedade social com a terapia cognitivo-comportamental**. 2. Ed. Porto Alegre: Artmed, 2012.

LEVITAN, MICHELE, N., CHAGAS, M. H. N. *et al*. Diretrizes da Associação Médica Brasileira para o tratamento do transtorno de ansiedade social. **Braz. J. Psychiatry**, 33(3), 2011. https://doi.org/10.1590/S1516-44462011000300014.

OLIVEIRA, S., ANDRETTA, L. **Manual prático de terapia cognitivo-comportamental**. São Paulo: Casa do Psicólogo, 2016.

OSMO, FLAVIO. **Inventário de crenças centrais negativas**: propriedades psicométricas. Dissertação (Mestrado - Programa de pós-graduação em psicologia) -Universidade Federal da Bahia, Instituto de Psicologia, 2017.

ROCHA, Juliana Ferreira da; BOLSONI-SILVA, Alessandra Turini., e VERDU, Ana Cláudia Moreira Almeida. O uso do treino de habilidades sociais em pessoas com fobia social na terapia comportamental. **Perspectivas**, 2012, vol.3, n.1, p. 38-56. ISSN 2177-3548.

YOUNG, J.E.; KLOSKO, J.S.; WEISHAAR, M.E. **Terapia do Esquema**: Guia de Técnicas Cognitivo Comportamentais Inovadoras. Porto Alegre: Artmed, 2008.

CAPÍTULO 2

TRATAMENTO COGNITIVO-COMPORTAMENTAL EM UM CASO DE TRANSTORNO DE ANSIEDADE GENERALIZADA NA ADOLESCENCIA

Kris Hamanni Coimbra Venancio
Solange Regina Signori Iamin
Mauricio Wisniewski

INTRODUÇÃO

A adolescência é uma fase que, segundo o Estatuto da Criança e do Adolescente (ECA, 1990), vai dos 12 a 18 anos. É um momento da vida do ser humano em que ocorrem mudanças a nível biológico (mudanças hormonais por exemplo) e também mudanças psicológicas, onde o adolescente dá início a um autoconhecimento, adentra em um mundo de experiências diferentes pois tem mais vivencias sociais, formação de grupos de amigos, estudos mais avançados, o que leva a que tenha também uma maior responsabilidade e busca pela autonomia, pela independência, o que por sua vez, leva ao aprendizado da tomada de decisões e a lidar com as emoções como a irritabilidade e frustração (BITENCOURT *et al.*, 2021).

Muitas vezes as vivencias pelas quais o adolescente passa, poderão vir acompanhadas de condições que desestabilizam sua saúde mental. De acordo com a Opas (2024) existem alguns fatores que influenciam na saúde mental do adolescente e que "contribuem para o estresse durante esse momento da vida, como o desejo de uma maior autonomia, pressão para se conformar com pares, exploração da identidade sexual e maior acesso e uso de tecnologias" (p. 1). Quando não conseguem solucionar essas questões, isso poderá levar a ativação de pensamentos, emoções e comportamentos os quais poderão engatilhar sintomas de depressão e ansiedade (OPAS, 2024).

Essa depressão e ansiedade estão relacionados com mudanças psicológicas causadas por pensamentos, emoções e comportamentos (ASBAHR, 2004), sendo que os transtornos de ansiedade na adolescência são considerados patológicos quando interferem na rotina, na qualidade de vida, no desempenho escolar afetando também as relações familiares e sociais.

São momentos em que, se a pressão escolar, as dificuldades de convivência familiar, as preocupações com o futuro e as mudanças próprias da adolescência incluindo transições como a do ensino médio para a faculdade trouxerem uma sobrecarga emocional pelo senso de maior responsabilidade que o adolescente deverá assumir perante a sociedade e o mesmo não tiver recursos emocionais e psicológicos para enfrentar a situação isso poderá desencadear um transtorno de ansiedade generalizada (TAG) (ASBAHR, 2004).

Pitta (2011) refere que a ansiedade é um sentimento que todos sentimos e que ela poderá ser considerada uma ansiedade normal pois funciona como uma indicação de que a pessoa poderá estar frente a uma ameaça ou perigo. Por outro lado, a ansiedade patológica se diferencia da ansiedade normal pela intensidade ser maior, onde o sujeito quase não consegue suportar os sintomas, geralmente sendo recorrente e desproporcional a situação que a desencadeou, sendo percebido como um sentimento desagradável de angustia e apreensão em relação ao futuro (PITTA, 2011).

O TAG é um transtorno psiquiátrico que se caracteriza pela preocupação excessiva. De acordo com o DSM-5-TR (APA, 2023), para o diagnóstico do TAG, a preocupação excessiva deve durar pelo menos seis meses e ser acompanhada de pelo menos três dos seguintes sintomas: inquietação, irritabilidade, fadiga, perturbação do sono, tensão muscular e/ou dificuldade de concentração.

Estes sintomas caracterizados pelo DSM-5-TR (APA, 2023) são tratados com a terapia cognitivo-comportamental (TCC). A TCC é uma abordagem que trabalha os pensamentos, crenças, distorções cognitivas, emoções e comportamentos de quem padece de TAG, intervindo nas preocupações excessivas, na intolerância a incerteza, entre outras questões (CLARK; BECK, 2012).

APRESENTAÇÃO DO CASO CLÍNICO

K, 16 anos, sexo feminino, solteira, estudante, mora com os avós desde o seu nascimento, os pais são separados. A avó está fazendo tratamento para o câncer e a neta tem medo de perdê-la. Em decorrência disso, tem apresentado episódios de crise de ansiedade. Os episódios de crise de ansiedade começaram a cerca de um ano, segundo a mãe da paciente, ocorrendo a maioria das vezes na escola e no período da noite, antes de dormir, apresentando sintomas como falta de ar, palpitações, enjoo, dores abdominais. Em seu contexto familiar apresenta uma boa relação com os avós, tem pouco contato com o pai biológico, mas tem o contato com sua mãe biológica com frequência e tem convívio bom com o seu padrasto. Sua responsável relatou que as crises surgiram quando K. tinha prova na escola, ficando nervosa e com dores, quando isso acontecia, ela ou o avô a buscava na escola.

A paciente relatou que a demanda principal seria a crise de ansiedade que vem apresentado acompanhada de insônia a qual tem afetado os estudos, pois fica com sono durante a aula. Segundo K. os episódios de crise ocorrem normalmente no domingo, quando sabe que no dia seguinte precisa ir para a aula, mas principalmente quando tem prova. Relatou que na próxima semana teria um trabalho para a aprovação no terceiro ano do ensino médio e isso a estava deixando muito ansiosa. A ansiedade dura aproximadamente vinte minutos. Para resolver espera o sentimento passar, porém se estiver no colégio e for com uma intensidade maior pede para ir para casa. K. percebe que está tendo uma crise de ansiedade, pois começa a sentir-se mais quieta, pernas tremulas, começa a chorar e sente falta de ar, nervosismo, inquietação, batimento cardíaco acelerado, boca seca, aumento da urgência urinária, dificuldade para engolir, dificuldade de concentração, sentindo-se incapaz de lidar com as dificuldades, ocorrendo às vezes, preocupação, cansaço, calafrios, dificuldade para dormir, irritabilidade, evitando lugares que fica ansiosa, pensamentos de perigo, como que algo iria acontecer, que poderia acontecer alguma tragédia ou morte, ocorrendo frequentemente. Pensamento que algo terrível irá acontecer, ocorrendo a maior parte do tempo.

MÉTODOS DE AVALIAÇÃO

Os sintomas foram analisados a partir dos critérios diagnósticos de transtornos de ansiedade do DSM-5-TR (APA, 2023).

Também foi aplicada a Screen for Child Anxiety Related Emotional Disorders (SCARED - BIRMAHER *et al.*, 1997). Esta é uma escala de transtornos relacionados à ansiedade infanto-juvenil com o objetivo de entender mais sobre os pensamentos, medos e, principalmente como está apresentada a ansiedade em cada transtorno. A pontuação total foi de 38 pontos, sendo que pontuou significativamente para o transtorno do pânico ou sintomas somáticos cujo resultado foi de 11 pontos, estando acima do esperado, onde o score é 7 e transtorno de ansiedade generalizada obteve o resultado de 14 pontos, estando acima do esperado, onde o score é 9.

A Escala de Transtornos relacionados à Ansiedade Infantil (SCA-RED), tem o objetivo de entender mais sobre os pensamentos, medos e, principalmente como está apresentada a ansiedade em cada transtorno. No somatório total, onde o máximo de pontos é 25, e acima de 30 entra nos transtornos específicos, no início do tratamento obteve um resultado de 38 pontos, no final do tratamento teve o resultado de 18 pontos, sendo abaixo do quadro considerando como Ansiedade.

Após a aplicação da escala de SCARED (BIRMAHER *et al.*, 1997) bem como a avaliação por meio do DSM-5-TR (APA, 2023) e anamnese se levantou a hipótese diagnostica de transtorno de ansiedade generalizada, onde a paciente estava apresentando os sintomas de inquietação, fadiga, irritabilidade, dificuldade de concentração, irritabilidade, tensão muscular e perturbação do sono.

INTERVENÇÃO CLÍNICA E TÉCNICAS UTILIZADAS

Em um primeiro momento foi realizada a **Psicoeducação** sobre a ansiedade generalizada explicando a adolescente sobre os sintomas físicos, cognitivos e comportamentais envolvidos.

Posteriormente foi ensinado a K a técnica de relaxamento (JACOBSON, 1976) que consiste em um relaxamento muscular gradual, a pessoa deve aprender o relaxamento muscular a partir da prática regular do trabalho de grupos musculares diferentes, sendo estes divididos em fases didáticas conforme a região do corpo: braços, pernas, tronco, pescoço, testa, cenho, olhos, imaginação visual, maçãs do rosto, maxilares, lábios, língua, fala e discurso imaginário (JACOBSON, 1976, P. 321).

De acordo com Rice (2007), é preciso reduzir a tensão pois este é um enfrentamento necessário para lidar com a ansiedade e o estresse. Quando um sujeito se vê frente a uma preocupação, geralmente o corpo ativa o sistema nervoso autônomo que por sua vez leva a um aumento de tensão muscular, dos batimentos cardíacos, da respiração e da pressão arterial (RICE, 2007; NEBORSKY; LEWIS, 2011).

Esta estratégia visou reduzir os sintomas físicos das crises de ansiedade de K. que estavam relacionadas a preocupação com conseguir passar no vestibular ou se faria cursinho no próximo ano e isso faria com que não entrasse com os amigos do colégio na faculdade, a própria entrada na faculdade, de como faria novos amigos. Para lidar com crise de ansiedade relacionada ao dia do seu aniversário e ao fato de tirar fotos para a formatura, pois apresentava palpitações, insônia, pensamentos catastróficos e não conseguia voltar a dormir bem como para lidar com a ansiedade por conta da semana de provas e por conta de o vestibular estar próximo, relatando que "não conseguia se desligar do colégio" (sic), "quem irá pagar o cursinho? E a faculdade?", "e se eu não conseguir revisar o conteúdo antes do vestibular", ficava pensando nas matérias e trabalhos, além de estar sonhando com essas situações o que a deixavam mais ansiosa, levando a insônia.

Os pensamentos negativos e catastróficos foram trabalhados por meio da **reestruturação cognitiva.**

Quadro 1 – Registro de pensamentos disfuncionais

Situação	Pensamento Disfuncional	Sentimento	Comportamento	Pensamento funcional
Em casa enquanto estudava	E se eu não passar no vestibular, quem vai pagar o cursinho?	Medo, ansiedade	Falta de ar, coração disparado	A mãe se prontificou a pagar o cursinho
Em casa enquanto estudava	E se eu não conseguir fazer a revisão do conteúdo	Medo	Choro	Estou me preparando o ano inteiro para o vestibular e dei o meu melhor até aqui
Em casa, estudando para vestibular	Se eu não passar por não ter estudado em colégio particular e feito cursinho, sou incapaz	Ansiedade	Deprimida, aflita	Me dediquei e fiz o que podia até aqui, tenho capacidade para tentar

Fonte: os autores, 2024

A reestruturação cognitiva permitiu que K. pudesse rever sua forma de interpretar as situações e com isso houve redução da ansiedade.

A paciente apresentava ansiedade por exemplo quando tinha alguma dor pois ficava preocupada em faltar a aula e como estava próximo ao vestibular, tinha medo de perder a matéria (sic). Por vezes, a noite sentia medo e não conseguia dormir sozinha, e ia dormir com sua avó. Tentou fazer a técnica de distração, olhando ao seu redor, olhando os objetos e falando os nomes, o que a ajudou a reduzir a tensão.

Foram utilizadas técnicas para amenização dos sintomas ansiosos: realizamos a prática de pensar no pior cenário, usado o pensamento catastrófico, a qual se refere à interpretação negativa de uma vivencia difícil causada pelo foco nas sensações dolorosas, com sentimento de impotência em lidar com a dor e falta de habilidade de se desvencilhar dos pensamentos que surgiam de forma antecipada, durante ou após sentir dor (nesse caso, para aquela situação, e ver as possíveis resoluções para aquele problema, como, caso não passasse no vestibular, poderia fazer cursinho. E reforçamos o pensamento que já tínhamos trabalhado em sessão.

Foi usado o **Cartão de enfrentamento** para que ela pensasse e anotasse as frases que ajudariam a enfrentar a ansiedade. Os pensamentos escolhidos foram "eu sou capaz", tenho chances de passar no vestibular", "eu me esforcei e estudei muito", "se eu não passar eu tenho apoio para tentar novamente no próximo ano". Isso a ajudou a reduzir a ansiedade e lidar melhor no dia a dia com as situações relativas ao vestibular.

RESULTADOS

O resultado da terapia foi positivo. K. relatou que reduziram as crises de ansiedade e que havia voltado à dormir a noite toda. O que vinha atrapalhando com mais frequência eram os pensamentos catastróficos os quais foram sendo trabalhados e ressignificados. Embora se culpe um pouco por não conseguir estudar mais do que estuda, se conscientizou de que tem feito o melhor que pode nesta circunstância e que se sente muito mais segura para realizar o vestibular pois tem confiança que caso não passe, saberá como lidar com a frustração e além disso, tem a sua segunda opção, que será fazer o cursinho no ano seguinte.

K. relatou que uma das questões que a ajudou a superar esse momento de ansiedade foi a reaproximação com a mãe. Passar momentos juntas, trouxe um melhor convívio familiar, pois se sentiu amada, cuidada e mais segura para enfrentar o vestibular e a faculdade. K. também começou a participar de grupos de jovens da igreja católica. Isso lhe proporcionou fazer amigos e ter uma vida social com eles.

Nas últimas sessões a paciente estava mais alegre, com um comportamento tranquilo e muitos pontos positivos, como pensamentos de que tinha capacidade e chance de conseguir e tranquila que caso não desse certo, ela poderia tentar novamente, estudar no cursinho, sem a pressão de passar neste ano. Relatou que estava praticando as técnicas ensinadas na terapia e que isso a fortalecia, pois percebia o quanto a ajudava a manejar a ansiedade. Essa postura trouxe a K. a possibilidade de encontrar alternativas para os pensamentos perturbadores, descobrindo uma saída saudável, mesmo compreendendo que o pior cenário fosse não passar no vestibular, manteve a esperança de, se preciso, fizesse o cursinho e tentar novo vestibular tendo em vista que este é o primeiro e terá novas oportunidades.

Relatou também que gostou muito de fazer o cartão de enfrentamento, pois serviu como um incentivo no dia a dia. Colocou o cartão em um lugar à vista, no seu quarto e sempre estava reforçando os pensamentos positivos.

Os resultados também podem ser observados no gráfico abaixo. K. apresentava no início da terapia de acordo com a escala Scared uma pontuação de 38 pontos e ao final do processo terapêutico baixou para 18 pontos. Já no Inventário de ansiedade o escore de 28 pontos baixou para 11 pontos, mostrando que K conseguiu incorporar as técnicas e aplica-las a seu favor.

Gráfico 1 – Escalas de ansiedade

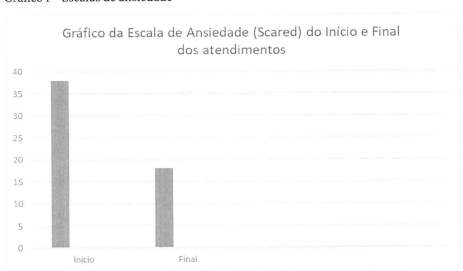

Fonte: os autores, 2024

O gráfico mostra que K. conseguiu amenizar os sintomas de ansiedade o que permitiu que ela pudesse se envolver em atividades sem apresentar as crises que apresentava anteriormente nem as preocupações que
lhe traziam mal-estar emocional.

CONSIDERAÇÕES FINAIS

A TCC é uma abordagem teórica comprovadamente eficaz para os
transtornos de ansiedade (KNAPP; BECK, 2008). Dentro dos aspectos
relatados, a paciente apresentou uma melhora gradativa no caso, ameni-
zando os sintomas ansioso bem como as preocupações, principalmente
em relação ao vestibular. Como a paciente fez as atividades propostas,
realizou as técnicas, fez o que foi orientado em relação aos pensamentos,
obteve uma evolução significativa em algumas sessões, sendo um aspecto
muito positivo.

A Terapia Cognitiva Comportamental (TCC) consiste em uma abordagem de psicoterapia que se baseia na teoria na qual o modo como o
indivíduo estrutura as suas experiências determina o modo como ele se
sente e se comporta (DATTILIO; FREEMAN, 1998). De acordo com a teoria,
os sentimentos não são determinados por situações, mas sim pela forma
como as pessoas interpretam tais situações. Nesse sentido, os transtornos
psicológicos decorrem de um modo distorcido ou disfuncional de perceber
os acontecimentos, influenciando assim, os afetos e os comportamentos
(BECK; RUSH; SHAW; EMERY, 1997).

O tratamento começou identificando e questionando os pensamentos automáticos, através da orientação do terapeuta e K avaliou e
reestruturou aqueles que eram disfuncionais, dando uma nova perspectiva a sua vida.

REFERÊNCIAS

APA- AMERICAN PSYCHIATRIC ASSOCIATION. Manual diagnóstico e estatístico
de transtornos mentais: **DSM-5-TR**. 5.ed. rev. Porto Alegre: Artmed, 2023.

ASBAHR, F. R. Transtornos ansiosos na infância e adolescência: aspectos clínicos
e neurobiológicos. **Jornal de Pediatria**, *80*, 28-34, 2004.

BECK, A.T., RUSH, A.J., SHAW, B.F. & EMERY, G. **Terapia cognitiva da depressão**.
Porto Alegre: Artes Médicas, 1997.

BECK, A.T. **Terapia cognitiva:** Teoria e prática. Porto Alegre, Artmed, 1995.

BIRMAHER B, KHETARPAL S, BRENT D, CULLY M, BALACH L, KAUFMAN J *et al*. The Screen for Child Anxiety Related Emotional Disorders (SCARED): scale construction and psychometric characteristics. **J Am Acad Child Adolesc Psychiatry**. 1997;36(4):545–53.

BITENCOURT, G. A. M., DE JESUS, J. A., BAETA, N. C. D. C. C., CORDONI, J. K., & REATO, L. D. F. N. Vivências em grupo com adolescentes na perspectiva da terapia ocupacional e da psicologia. **Brazilian Journal of Health Review**, 2021, 4(2), 5987-6009.

CLARK, David A; BECK, Aaron T. **Terapia Cognitivo para os Transtornos de Ansiedade**. Ed. Porto Alegre: Artmed, 2012.

ECA - **Estatuto da criança e do adolescente** (1990). Disponível em: https://www.planalto.gov.br/ccivil_03/leis/l8069.htm.

DATTILIO, F. M. e FREEMAN, A. Introdução à terapia cognitiva. Em A. Freeman & F. M. Dattilio (org.), **Compreendendo a terapia cognitiva** (p. 19-28). Campinas: Editorial Psy, 1998.

JACOBSON, E. **You must to relax** (5[th]ed.). Unwin Paperback, 1976.

NEBORSKY, R.J.; LEWIS, S. Understanding and effectively treating anxiety symptoms with psychotherapy. **Healthcare Counselling and Psychotherapy Journal**, 2011, 11(1):48.

PITTA, J. C. N. Como diagnosticar e tratar transtornos de ansiedade. **Revista Brasileira de Medicina**, v. 68, n. 12, p. 6-13, 2011. Disponível em: http://www.rbtc.org.br/imprimir. asp?id=249.

RICE, P.L. O enfrentamento do estresse: estratégias cognitivo-comportamentais. *In:* CABALLO, V.E. (org.), **Manual para o tratamento cognitivo-comportamental dos transtornos psicológicos da atualidade**. São Paulo, Santos Editora, 2007.

KNAPP, P.; BECK, A.T. Fundamentos, modelos conceituais, aplicações e pesquisa na terapia cognitiva. **Revista Brasileira de Psiquiatria**. 2008, 30(2),54-64.

OPAS –Organização Pan-Americana de saúde. **Transtornos mentais**, 2024. Disponível em: https://www.paho.org/pt/topicos/transtornos-mentais.

OPAS –Organização Pan-Americana de saúde. **Saúde mental dos adolescentes**, 2024. Disponível em: https://www.paho.org/pt/topicos/saude-mental-dos-adolescentes#:~:text=Os%20transtornos%20emocionais%20geralmente%20surgem,irritabilidade%2C%20frustra%C3%A7%C3%A3o%20ou%20raiva%20excessivas.

PITTA, J.C.N. Como diagnosticar e tratar transtornos de ansiedade. **Revista Brasileira de Medicina**, 2011, 68(12),6-13.

CAPÍTULO 3

ESTRATÉGIAS COGNITIVO COMPORTAMENTAIS NO TRATAMENTO DA DEPRESSÃO ANSIOSA EM ADOLESCENTES

Cassio Alan Paes de Almeida
Solange Regina Signori Iamin
Mauricio Wisniewski

INTRODUÇÃO

A adolescência é uma fase tumultuada e repleta de descobertas, marcada por desafios psicológicos e sociais significativos. Segundo Barlow (2008, p. 202) "na adolescência, os transtornos emocionais frequentemente resultam da interação complexa entre identidade em desenvolvimento e pressões sociais, exigindo uma abordagem cuidadosa na terapia". Nesse período de transição, a busca por identidade pode levar a conflitos internos e dúvidas sobre quem são e para onde estão indo.

Freitas (2016) afirma que a Terapia Cognitivo-Comportamental (TCC) pode ajudar os adolescentes a reconhecer e desafiar padrões de pensamento distorcidos, que contribuem para sentimentos de inadequação e ansiedade. Dessa forma, a TCC permite que eles desenvolvam uma visão mais realista e adaptativa de si mesmos e do mundo ao seu redor. Além disso, a adolescência pode ser marcada por depressão e ansiedade, originadas de diversos fatores, como conflitos familiares, bullying, doenças graves, como o câncer, e eventos estressantes, como a pandemia de Covid-19. Segundo Hawes *et al.* (2021), o estudo examina o aumento dos sintomas de depressão e ansiedade em adolescentes e adultos jovens durante a pandemia de Covid-19, destacando o impacto significativo da pandemia na saúde mental desses grupos e a importância de intervenções terapêuticas eficazes.

Clark (1986, p. 120) afirma que "a Terapia Cognitivo-Comportamental se mostrou eficaz na redução dos sintomas de transtornos de ansiedade ao ajudar os pacientes a identificar e modificar padrões de pensamento disfuncionais que alimentam seus medos e preocupações". A TCC oferece estratégias para enfrentar essas preocupações, como a identificação e o desafio de pensamentos distorcidos, o treinamento em habilidades de relaxamento e a exposição gradual a situações temidas. Os adolescentes com depressão frequentemente enfrentam um sentimento persistente de tristeza, apatia e falta de interesse nas atividades que antes apreciavam. Como Beck (1997, p. 80) afirma, "esses sintomas podem prejudicar significativamente sua capacidade de funcionar no dia a dia". A Terapia Cognitivo-Comportamental (TCC) é uma abordagem eficaz para ajudar esses adolescentes a identificar e modificar padrões de pensamento e comportamento negativos, além de desenvolver estratégias para enfrentar problemas e melhorar o humor.

O tratamento para transtornos de ansiedade e depressão na adolescência geralmente adota uma abordagem multidisciplinar, com foco na TCC. Beck (2005, p. 45) observa que "a Terapia Cognitivo-Comportamental tem se mostrado altamente eficaz no tratamento de adolescentes, pois os ajuda a entender e gerenciar seus pensamentos e emoções, oferecendo uma sensação de controle sobre suas vidas". A combinação da TCC com outras modalidades de tratamento, como a terapia medicamentosa quando necessário e o apoio familiar, pode proporcionar uma base sólida para a recuperação e o bem-estar duradouro dos adolescentes.

Judith Beck (2007) argumenta que modificar o tratamento-padrão é necessário para abranger a multiplicidade de dificuldades apresentadas pelos clientes. Como em qualquer procedimento, é essencial que o terapeuta esteja seguro de seu conhecimento teórico e técnico sobre o assunto e que realize o trabalho em clima colaborativo e afetivamente significativo. Além disso, os sintomas físicos comuns em adolescentes com depressão ansiosa incluem inquietação ou sensação de nervos à flor da pele, fatigabilidade, dificuldade de concentração, irritabilidade, tensão muscular e perturbação do sono. Portanto, é recomendável um atendimento multidisciplinar que pode incluir, por exemplo, a colaboração com um psiquiatra, para complementar a terapia cognitivo-comportamental e abordar os aspectos médicos da condição.

> A terapia cognitivo-comportamental oferece uma abordagem estruturada e colaborativa para a resolução de problemas psicológicos. Ao identificar e desafiar os padrões de pensamento disfuncionais, os terapeutas ajudam os

clientes a adquirir habilidades para gerenciar melhor suas emoções e comportamentos, promovendo assim o bem-estar psicológico. (Beck, 2013)

APRESENTAÇÃO DO CASO CLÍNICO

M.D.O. um jovem de 16 anos relatou ansiedade acentuada, após um acidente gravíssimo que gerou traumatismo crânio encefálico. Após este fato desenvolveu sintomas como, tremores em ambas as pernas e convulsões, medo excessivo de morrer, baixa autoestima gerado pelas duas grandes cicatrizes deixadas após as duas cirurgias, tristeza pela morte do irmão (homicídio) e por ver sua mãe sofrer pela perda e por não poder realizar atividades físicas como antes, na prática ao esporte. No âmbito psicológico, observaram-se sentimento de tristeza profunda, desesperança, desamparo e baixa autoestima. O adolescente demonstrou isolamento social, dificuldades no desempenho escolar, alterações no apetite e no padrão de sono, além de exibir comportamentos restritivos e evitativos dentro do contexto familiar.

Estes sintomas surgiram após um gravíssimo incidente como atleta de Muay Thay, teve um (TCE) traumatismo-crânio encefálico, pelos golpes que sofreu na cabeça. Depois disso começou a convulsionar, tendo que realizar uma cirurgia de alto risco. Porém, isso ocorreu cinco meses após esse incidente. O mesmo relatou que na época foi constatado nos exames realizados, pequenos sangramentos (hemorragias) internos. O médico naquela ocasião tratou o caso como sendo reversível naturalmente e não realizou intervenção alguma. M.D.O., fez uma cirurgia de emergência e tinha risco de morte. Foi um procedimento grande ficando o jovem com vinte pontos na cabeça nesta primeira cirurgia. Após esse procedimento, ainda em recuperação, contraiu uma infecção bacteriana, passando por outro procedimento cirúrgico com duração de cinco horas, levando mais vinte e cinco pontos em apenas um corte, sem garantias médicas se ficaria com sequelas ou mesmo de sobrevivência.

A partir desta intervenção precisou tomar medicamentos diariamente para atenuar a dor e fazer acompanhamento com neurologista, não podendo realizar nenhuma atividade ou movimento que exigisse esforço físico intenso, o que levou a ter que parar de realizar esportes. Algo que sempre gostou, principalmente musculação e exercícios aeróbicos. O quadro de ansiedade e depressão se agravaram a partir destes fatos supracitados.

Relatou que ficava mais em repouso devido ao medo de convulsões, e pela cirurgia que deixou com duas enormes cicatrizes na cabeça. Por essa razão sentia muita vergonha e acabava tendo que esconder as cicatrizes com o cabelo ou mesmo boné, principalmente durante horário escolar. Sentindo-se inadequado e hiper vigilante, com muito medo de morrer, sentia ainda fortes dores na cabeça, e se via, como que deteriorando sua imunidade e condição física.

Manifestou o desejo de fazer estágio para ajudar em casa, pois apenas sua mãe trabalhava a noite, e ele gostaria de ajudar de alguma forma na renda familiar. Durante o dia ficava em companhia do irmão mais novo de cinco anos. Mas relatava ter medo de falhar e não ter condições de se manter num emprego por causa de sua saúde física e psicológica. Sentia-se incapaz e muito ansioso. Outro relato de M.D.O, é ter tido sonhos recorrentes com o irmão assassinado, dos quais acordava muito assustado e com crise de choro. Comentou fazia uso de antidepressivo para tratar episódios de depressão /estabilizadores de humor/ anticonvulsionantes.

MÉTODOS DE AVALIAÇÃO

Com base nas informações fornecidas, M.D.O recebeu o diagnóstico de transtorno de ansiedade e depressão por um psiquiatra, que foi corroborado pelos critérios diagnósticos do DSM-5-TR (APA, 2023). Durante o processo de diagnóstico, foram utilizados critérios específicos para avaliar os sintomas apresentados pelo paciente.

Os sintomas observados podem incluir uma combinação de características associadas à ansiedade, como preocupação excessiva, tensão muscular, irritabilidade, dificuldade de concentração, insônia, entre outros. Além disso, sintomas de depressão podem estar presentes, como tristeza persistente, perda de interesse em atividades anteriormente prazerosas, alterações no sono e no apetite, fadiga, sentimentos de desesperança ou desamparo, e ideação suicida (APA, 2023)

É importante mencionar que o paciente também está passando por um processo de luto pela morte de um dos irmãos, o que pode ter complicado ainda mais sua condição emocional e contribuído para os sintomas de ansiedade e depressão. Para confirmar o diagnóstico e compreender melhor a história clínica do paciente, foi realizada uma anamnese detalhada, envolvendo informações sobre o histórico médico, familiar, social e psicológico do paciente. Além disso, uma entrevista semiestruturada foi conduzida para explorar os sintomas de forma mais aprofundada e fornecer insights adicionais sobre a condição de M.D.O.

A entrevista semiestruturada realizada com o adolescente teve como objetivo principal obter uma compreensão abrangente de sua condição emocional, sintomas depressivos e fatores desencadeantes, a fim de fornecer um tratamento eficaz e personalizado. Durante a entrevista, foram utilizadas estratégias para estabelecer uma conexão terapêutica, explorar os sintomas depressivos e ansiosos bem como avaliar o impacto funcional na vida diária do adolescente.

Inicialmente, se estabeleceu uma relação de confiança, explicando o propósito da entrevista e garantindo a confidencialidade das informações compartilhadas. Foram feitas perguntas abertas para permitir que o adolescente expressasse livremente seus pensamentos e emoções relacionados à sua condição depressiva. Por exemplo: Qual é a sua compreensão sobre o que é a depressão ansiosa? Você já teve episódios anteriores de depressão? Se sim, como foram esses episódios? Quais são os sintomas que você teve recentemente? (por exemplo, tristeza persistente, falta de interesse em atividades, alterações no sono e no apetite, sentimentos de desesperança, entre outros). Como esses sintomas afetaram sua vida diária? (por exemplo, relacionamentos interpessoais, desempenho acadêmico ou profissional, atividades de lazer). percebeu fatores específicos que pudessem estar contribuindo para os sintomas depressivos? (por exemplo, eventos estressantes recentes, problemas de relacionamento, histórico familiar de depressão). Você já buscou tratamento ou apoio para sua depressão anteriormente? Se sim, o que você achou útil ou não útil sobre essas experiências? Como você se sentiu em relação ao tratamento disponível para a depressão? Quais são suas metas ou expectativas em relação ao tratamento para a depressão? Você tem alguma preocupação ou medo específico em relação ao tratamento para a depressão? Como você costuma lidar com o estresse ou as dificuldades emocionais no dia a dia?

Em seguida, o terapeuta explorou os sintomas depressivos ansiosos do adolescente, incluindo tristeza persistente, falta de interesse em atividades, alterações no sono e no apetite, entre outros. Além disso, foram identificados fatores desencadeantes, como problemas familiares, estresse escolar ou eventos traumáticos, que podem ter contribuído para o quadro depressivo do adolescente.

Durante a entrevista, também foram avaliados os recursos de suporte disponíveis para o adolescente, como familiares, amigos e profissionais de saúde, e discutidas as opções de tratamento, incluindo terapia individual, terapia familiar além da medicação que já vinha tomando.

Ao final da entrevista, o terapeuta encerrou o encontro de forma gentil, agradecendo ao adolescente por compartilhar suas experiências e reforçando a disponibilidade para fornecer apoio contínuo durante o tratamento.

Com base nos sintomas observados, no diagnóstico realizado pelo psiquiatra e na avaliação conforme os critérios do DSM-5-TR (APA, 2023), o paciente foi encaminhado para intervenção terapêutica, a fim de receber apoio e tratamento adequados para sua condição de saúde mental. A entrevista semiestruturada teve como objetivo principal fornecer uma avaliação abrangente da condição do adolescente, identificar áreas de preocupação e estabelecer uma base sólida para o desenvolvimento de um plano de tratamento individualizado e eficaz. Além disso, a conceituação cognitiva foi realizada para o levantamento da história do cliente, seus pensamentos, crenças, estratégias de enfrentamento e distorções cognitivas.

INTERVENÇÃO CLÍNICA E TÉCNICAS UTILIZADAS

Foi realizada a **psicoeducação** falando sobre a checagem diária do humor e explicado sobre a importância do uso das medicações (anticonvulsivos, ansiolíticos e antidepressivos), bem como sobre a importância de aprender a controlar o quadro ansioso com algumas técnicas da terapia cognitivo comportamental para aprender a conviver com a ansiedade. A ansiedade deveria ser uma emoção normal, mas para muitos ela vem em excesso, se tornando uma doença, se não for controlada.

Além da psicoeducação realizada ao longo de todo o processo terapêutico também foram aplicadas **técnicas de respiração diafragmática e relaxamento** para controle da ansiedade:

O cliente foi conduzido a praticar a técnica de respiração diafragmática para o manejo da ansiedade por um período de 10 minutos. Sentado confortavelmente em uma poltrona, foi solicitado que fechasse os olhos e se concentrasse na respiração, inspirando e expirando lentamente, direcionando sua atenção para a sensação do ar entrando e saindo de seus pulmões. Caso sua mente começasse a vagar ou pensar em outras coisas, foi orientado a usar a palavra "VOLTA" para redirecionar sua atenção de volta à respiração e aos batimentos cardíacos. Durante a prática, uma música instrumental relaxante intitulada, música relaxante com sons da natureza para meditação e relaxamento (https://www.youtube.com/watch?v=7sNjZZN-8YE), foi reproduzida através de um dispositivo móvel no YouTube. Essa técnica é amplamente associada à prática de Mindfulness, promovendo a consciência plena do momento presente e a redução do estresse (KABAT-ZINN, 2015).

O objetivo desse processo foi promover tranquilidade e relaxamento para alívio da ansiedade e da tensão muscular. Com isso, o paciente pode aprender a controlar a ansiedade pela redução dos batimentos cardíacos, respiração, desfocar dos pensamentos e se concentrar no momento presente, sempre utilizando a palavra de auto direcionamento para **VOLTAR** ao presente e aprender a utilizar uma estratégia de desfoque da ansiedade, monitorando o ambiente em que estava inserido. O resultado obtido alcançou o objetivo inicial de relaxamento e o feedback do paciente foi positivo, ele disse se sentir mais leve, e que parecia ter saído um peso dos seus ombros (sic). Este exercício levou a uma redução dos tremores nas pernas após a aplicação da técnica, e dos sintomas ansiosos. Foi explicado ao paciente que essa técnica deveria ser utilizada sempre que ele se sentisse mais ansioso, em qualquer lugar reservado que encontrasse, como auxílio em situações de desconforto emocional.

Também foi orientado sobre o uso da respiração diafragmática. A técnica de respiração diafragmática foi projetada para direcionar a respiração para o diafragma, um músculo localizado na base dos pulmões, próximo ao estômago. Ao praticar essa técnica, a pessoa deve permitir que a barriga se expanda e se contraia em resposta à inspiração e expiração, respectivamente. O processo deve ser realizado de maneira lenta, geralmente com uma contagem de até 3 para a inspiração e até 6 para a expiração. Para garantir que a técnica está sendo executada corretamente, recomenda-se colocar uma das mãos sobre o diafragma para sentir seu movimento durante a respiração. Além disso, alguns especialistas sugerem colocar a outra mão sobre o peito para ajudar o praticante a perceber que a barriga se movimenta mais do que a região dos pulmões (GERBARG; BROWN, 2015).

Outro recurso utilizado foi o **baralho terapêutico antiansiedade** para identificação de situações e pensamentos disfuncionais. Se recorreu a "**caixinha antiansiedade**" (LOPES; NASCIMENTO; LOPES, 2018). Ela contém cem questões abertas sobre como enfrentar momentos difíceis, que ajudam a pessoa a pensar no seu jeito de encarar a vida. Fazendo perguntas como por exemplo: A ansiedade te incomoda? Como você lida com ela? Quanto mais você pensar em perigos, mais ansioso ficará. Você consegue perceber que o excesso de vigilância faz mal? Você já conseguiu ter certeza do que acontecerá no futuro? Será que alguém já conseguiu ter certeza disso? Quais são as probabilidades de que as coisas com as quais você se preocupa corram bem?

A **prática de tarefas de casa** também é reconhecida como uma estratégia terapêutica eficaz e desempenha um papel crucial na prática clínica. Burns (1980) enfatiza a importância de atribuir tarefas de casa aos pacientes como uma forma de consolidar as habilidades aprendidas durante as sessões de terapia e de fomentar mudanças duradouras.

A utilização sistemática de tarefas de casa é essencial para facilitar a generalização das mudanças terapêuticas para o ambiente do dia a dia e psicoeducar o paciente. Em linha com essa perspectiva, durante a sessão foram realizadas dez perguntas, enquanto outras dez foram designadas como tarefas de casa, todas selecionadas da caixinha de recursos para redução da ansiedade. O objetivo era que o paciente aprendesse a identificar situações ansiosas e percebesse como as situações modificavam seu modo de pensar de forma sutil. Foi explicado para o paciente que essas perguntas iriam ajudá-lo também a questionar o modo de vida, pensamentos, hábitos e atitudes, facilitando o autoconhecimento e contribuindo para que superasse algumas de suas preocupações e inquietações. Segue um exemplo da sessão: O que eu faço quando me sentir mais ansioso? Vou usar a técnica de respiração que aprendi na terapia! Quais mudanças você gostaria de fazer em sua vida? Não ter essas cicatrizes, não me sinto bem com minha aparência etc. Neste ponto será relatado alguns exemplos práticos de como o terapeuta cognitivo-comportamental (TCC) pode ajudar o cliente a desenvolver habilidades de enfrentamento para lidar com comentários negativos ou olhares de outras pessoas em relação às suas cicatrizes, sendo:

Desenvolvimento de Respostas Assertivas:

O terapeuta pode realizar um treinamento de habilidades sociais com o cliente, onde eles praticam situações específicas onde comentários negativos são feitos sobre as cicatrizes. Durante essas sessões de role-playing, o terapeuta pode orientar o cliente a desenvolver respostas assertivas, como: "Eu entendo que você pode achar minhas cicatrizes incomuns, mas elas fazem parte da minha história e não me definem como pessoa". O terapeuta pode encorajar o cliente a praticar essas respostas em situações do dia a dia e a refletir sobre suas experiências durante as sessões de terapia.

Prática de Técnicas de Relaxamento:

O terapeuta pode ensinar ao cliente técnicas de relaxamento, como a respiração profunda ou a visualização guiada, para ajudá-lo a lidar com a ansiedade social que surge em situações em que as cicatrizes são notadas ou comentadas. Durante as sessões de terapia, o terapeuta pode guiar o cliente em exercícios práticos de relaxamento, ajudando-o a identificar sinais de tensão, e a aprender a liberar a tensão muscular.

Além disso, o terapeuta pode encorajar o cliente a praticar essas técnicas regularmente em casa e a incorporá-las em sua rotina diária como uma forma de autogerenciamento do estresse.

Esses são exemplos práticos de como um terapeuta cognitivo-comportamental pode ajudar um cliente a desenvolver habilidades de enfrentamento específicas para lidar com comentários negativos ou olhares de outras pessoas em relação às suas cicatrizes. Essas técnicas são projetadas para capacitar o cliente a responder de maneira assertiva e a lidar eficazmente com ansiedade social associada a essas situações. Após essa descrição:

Se você não fosse você, o que você seria? Não sei o que pensar sobre isso. E o que não seria? Não seria um animal estranho como ornitorrinco... rs (risadas). Você encontrou uma lâmpada mágica e o gênio lhe concedeu três pedidos. Quais pedidos são esses? Voltar a treinar e fazer esportes... ser cozinheiro... e dar uma vida melhor para minha mãe. Defina o que é ser feliz? Poder sair na rua sem medo de morrer. Qual o significado da escola/trabalho para você? Gosto de estudar, mas não saberia dar um significado pra isso, já tive momentos muito ruins também. Cite duas coisas que lhe dão prazer? Ir na igreja, estudar a bíblia, e ver minha mãe e irmão menor feliz. Feche os olhos, respire fundo bem calmamente e diga o que você está sentindo? Me sinto triste por ver o mal que infelizmente meu irmão produziu para nossa mãe e o quanto é difícil para ela tudo isso.

Foi possível realizar a partir da caixinha, perguntas variadas que abriram várias facetas da vida de M.D.O sem que isso afetasse seu humor e fosse mais leve para ele e fornecer liberdade de responder ou não, caso quisesse pular algumas, porém a que mais pareceu trazer um pouco de incomodo foi a descrição da família. No entanto o paciente descreveu o término da sessão como "interessante e que se sentia melhor por ter alguém para ouvi-lo semanalmente" fora do seu quadro familiar. Foram identificados através desse exercício pensamentos e crenças do paciente. Surpreendeu não resistindo em momento algum a participar, foi bastante ativo no processo, colaborativo em todas as solicitações feitas a ele, foi comunicativo desde o início e não fez nenhum tipo de objeção as perguntas realizadas. Outra **tarefa de casa** foi solicitar que o paciente tentasse identificar alguns pensamentos automáticos e anotasse para trazer na sessão.

As orientações foram as seguintes:

1. Quando percebo meu humor mudando, eu pergunto a mim mesmo "O que está passando pela minha cabeça agora?" Tentar fazer pelo menos uma vez ao dia as anotações.

2. Se acaso não conseguir distinguir meus pensamentos automáticos, anoto apenas a situação. Lembrar que aprender a identificar o meu pensamento é uma habilidade a qual eu melhorarei aos poucos. Exige um pouco mais de prática e paciência. Com a experiência de auto-observação vai ficando mais claro a execução da técnica.

Baralho terapêutico das emoções: o baralho terapêutico para quebra de gelo e fortalecimento de vínculo e confiança é muito utilizado de forma lúdica para ajudar a tornar o momento menos tenso para o paciente e aliviar ansiedade de forma leve, divertida e exploratória. (PINHEIRO; NORONHA, 2015)

- Como você se sente no momento? Descreva sua emoção.

- Quando foi a última vez que você se sentiu verdadeiramente feliz e por quê?

- Pode compartilhar uma situação em que se sentiu com raiva? O que desencadeou essa emoção?

- Você já experimentou tristeza intensa? Se sim, o que a causou e como você lidou com ela?

- Quais são as atividades que costumam fazer você se sentir mais calmo e relaxado?
- Quando se trata de medo, você tem algum medo específico que gostaria de compartilhar? Como isso afeta sua vida diária?
- Como você expressa amor e carinho pelas pessoas próximas a você?
- Você já se sentiu frustrado recentemente? Se sim, qual foi a situação e como você lidou com isso?

Treino de habilidade de comunicação: foi explicado ao cliente sobre as estratégias de comunicação **ineficientes** como por exemplo, iniciar a conversa sendo rude. Usar de ameaças para conseguir coisas. Interromper a fala do outro constantemente. Julgar a atitude do próximo com constância. Ficar parado quando se precisa de ação. E sobre as a**titudes de enfrentamento eficiente**, quando as pessoas agem sem desrespeito ou deboche. São um bom ouvinte. Reconhecem verbalmente o sentimento do outro. Tem bom senso de humor. Validação com atitudes positivas (CABALLO, 2018).

O processo terapêutico auxiliou M.D.O. a reduzir sentimento de culpa, especialmente relacionados ao sofrimento de sua mãe pela perda do filho, que foi assassinado. Ele também foi capaz de lidar com a autocrítica excessiva, encontrando mais validação em suas emoções e experimentando uma sensação de tranquilidade. Durante as sessões, M.D.O. teve a oportunidade de expressar suas preocupações de forma mais eficaz, especialmente em relação à comunicação com sua mãe, que antes era ineficiente. Este momento proporcionou a ele uma nova experiência de conexão, amor e apoio, que ele nunca havia experimentado antes em suas conversas com ela. Como **tarefa de casa**, foi decidiu que ele iria tentar proporcionar e perceber momentos para falar com a mãe de uma forma que gerasse acolhimento mútuo sempre que fosse possível repetindo o ato de dialogar com mais frequência, aliando a diminuição do tempo de videogame e desenvolvendo habilidades sociais com as pessoas presentes.

Ao longo da terapia surgiram questões relativas a preocupações e catastrofizações e a escolha da **técnica de indução de preocupação e descatastrosfização** proporcionou a possibilidade de imaginar uma série de situações de difícil enfrentamento, uma delas foi a de imaginar o cenário da ida de M.D.O. para argentina pela igreja que frequenta; como um possível gerador de ansiedade e gatilhos para o medo irracional e de qual seria o procedimento caso isso viesse a ocorrer na prática do dia a dia. Embora a técnica de indução de preocupação e descatastrofização seja amplamente aplicada na prática clínica da terapia cognitivo-comportamental (TCC), ela não é frequentemente identificada por um autor específico ou por uma referência única. Em vez disso, essa técnica faz parte do arsenal de estratégias terapêuticas desenvolvidas e refinadas ao longo dos anos por vários praticantes e pesquisadores no campo da TCC, incluindo Beck (1979), Beck (1998), Clark e Beck (2011). Portanto, a técnica em si não possui uma única referência autoral ou um estudo específico para citar. Ela é uma prática estabelecida dentro do contexto mais amplo da TCC e é ensinada e aplicada em diversos contextos clínicos.

M.D.O gostaria de fazer trabalho Missionário, porém isso trazia muitos pensamentos catastróficos no campo. Devido o trabalho missionário ser variado e muitas vezes requerer flexibilidade, adaptabilidade e sensibilidade cultural para atender às necessidades específicas das comunidades locais. Aqui estão algumas das atividades comuns que os missionários podem realizar em outro país da qual preocupava M.D.O:

Evangelização: Os missionários frequentemente compartilham sua fé e ensinamentos religiosos com as pessoas na comunidade, seja por meio de pregações, estudos bíblicos, testemunhos pessoais ou outros métodos de divulgação.

Assistência humanitária: Muitos missionários se envolvem em projetos de ajuda humanitária, como fornecer alimentos, roupas, abrigo e cuidados médicos para comunidades carentes. Eles também podem ajudar na construção de escolas, hospitais, poços de água ou outras infraestruturas necessárias.

Educação: Missionários podem trabalhar como professores em escolas locais ou estabelecer seus próprios programas educacionais para crianças ou adultos. Eles podem ensinar habilidades práticas, como alfabetização, matemática, habilidades profissionais ou educação moral e religiosa.

Desenvolvimento comunitário: Os missionários podem trabalhar com as comunidades locais para identificar e abordar problemas específicos, como pobreza, falta de acesso a água potável, desnutrição, violência doméstica ou outras questões sociais.

Ministério de apoio: Além das atividades diretas de evangelização e assistência humanitária, os missionários também podem oferecer apoio emocional, aconselhamento espiritual e cuidado pastoral para indivíduos e famílias que enfrentam dificuldades.

Essas são apenas algumas das muitas maneiras pelas quais os missionários podem contribuir para o bem-estar das pessoas em outros países segundo paciente relatou em sessão sobre o que é possível em campo, além da dificuldade da língua local. Sendo um trabalho que exige estar bem preparado e boa condição física e psicológica. Para pôr em prática essa técnica, identificou-se os pensamentos disfuncionais trazidos pelo paciente com características catastróficas.

Indução de Preocupação:

Situação: O adolescente expressa preocupação sobre a aceitação pelos membros da comunidade durante a missão. Ele teme que suas habilidades linguísticas e culturais, ou físicas não sejam suficientes, o que poderia levar a julgamentos negativos.

Exemplo Prático: O terapeuta pode induzir a preocupação pedindo ao adolescente para imaginar os diferentes cenários durante a missão que o deixam ansioso. O adolescente pode listar pensamentos automáticos, como "E se eu não conseguir me comunicar eficientemente?" ou "E se as pessoas não gostarem de mim?". A partir disso, o terapeuta pode ajudar o adolescente a desafiar esses pensamentos explorando experiências passadas positivas e discutindo estratégias práticas para enfrentar essas preocupações. Elaborando rotinas de auto cuidado e preparação prévia.

Descatastrofização:

Situação: O adolescente teme que, se algo der errado na missão, será um desastre total e ele será considerado um fracasso.

Exemplo Prático: O terapeuta pode aplicar a descatastrofização encorajando o adolescente a considerar outras possíveis interpretações e resultados menos catastróficos. Eles podem discutir como lidar com situações desafiadoras de maneira construtiva, ressaltando que a missão é uma oportunidade de aprendizado e crescimento, e pequenos contratempos não definirão o sucesso ou o fracasso global.

Ao integrar essas técnicas, o adolescente pode desenvolver uma abordagem mais equilibrada e realista para a missão, aumentando a resiliência emocional e reduzindo ansiedade associada à preocupação excessiva e à catastrofização.

Reestruturação cognitiva:

> O questionamento socrático é uma ferramenta fundamental na prática da terapia cognitivo-comportamental, permitindo que terapeutas guiem seus clientes na investigação e reestruturação de padrões de pensamento disfuncionais. Ao desafiar crenças automáticas e explorar perspectivas alternativas, podemos ajudar os clientes a construir uma compreensão mais profunda de si mesmos e de seus comportamentos, promovendo assim mudanças significativas e duradouras (Waltman *et al.*, 2023).

A reestruturação foi realizada por meio do questionamento socrático, a partir do monitoramento e identificação dos **pensamentos automáticos** recorrentes sendo pergunta chave: o que estou pensando agora, e descrevê-los: M.D.O. trouxe os seguintes pensamentos: Não quero ser afetado por uma doença contagiosa e morrer, Sou feio, desengonçado, como alguém vai me querer?, sinto-me ansioso e sei que sou incapaz, Sinto muita vergonha e escondo as cicatrizes com o cabelo ou o boné, principalmente durante horário escolar, sinto-me inadequado e hiper vigilante, muita vergonha, com muito medo de rejeição, sinto ainda fortes dores na cabeça, é como se minha imunidade e condição física estivessem deteriorando, vou falhar e não terei condições de me manter num emprego por causa da saúde física e psicológica arruinada.

Nessa sessão após ler cada um dos pensamentos foi realizada a psicoeducação através do Formulário para Registro de Pensamentos Disfuncionais:(RPD) ou modelo ABC. A ideia foi ensiná-lo a realizar essas identificações e aplicá-las no modelo para separá-las e analisá-las.

A – **Situação ativadora:**

B – **Pensamentos automático**

C – **Consequências:**

    O que senti? O que eu fiz?

D – **Crenças Disfuncionais**

Todo processo foi desenhado em um quadro branco de forma pedagógica, usando o modelo para elucidar o paciente de como ocorre esse processo a nível cognitivo. A partir do registro de pensamentos foi realizado o exame de evidências desses pensamentos e crenças.

Houve uma associação dos pensamentos à sua queixa, aos tipos de pensamentos presentes através de uma pequena lista de identificação, descrita para organizar algumas suposições e compara-las. Foi reforçado que, pessoas com transtornos psiquiátricos, como depressão ou ansiedade, frequentemente vivenciam inundações desses pensamentos que são desadaptativos ou distorcidos, sendo esses pensamentos geradores de reações emocionais dolorosas e comportamento disfuncional.

O trabalho terapêutico dos sonhos:

O relato dos sonhos frequentemente surge espontaneamente durante as sessões terapêuticas e podem ser abordados como qualquer outro tópico na agenda. No entanto, terapeutas cognitivo-comportamentais enfrentam desafios nesses momentos, pois podem não estar tão familiarizados com essa perspectiva, carecendo de referências claras na literatura convencional. Contudo, a análise dos sonhos oferece uma oportunidade adicional para explorar, questionar e reformular crenças. A abordagem terapêutica dos sonhos pode ser adotada como estratégia quando a terapia parece estagnada ou quando questões emocionais intensas estão envolvidas. Nesses casos, é recomendável que os sonhos sejam integrados à agenda da sessão, seguindo a sugestão de Freeman e White (2004).

Para explorar os sonhos do cliente, é essencial solicitar registros detalhados, incluindo a descrição da cena, pensamentos, sentimentos e ações durante o sonho. Além disso, é importante investigar os personagens envolvidos, uma vez que podem fornecer perspectivas adicionais sobre o tema em questão.

Diversas técnicas cognitivas podem ser aplicadas no trabalho com os sonhos, incluindo reestruturação cognitiva, questionamento de crenças, elaboração de finais alternativos e desenvolvimento de habilidades para controlar e influenciar sonhos aflitivos ou recorrentes. Os conteúdos e imagens dos sonhos são passíveis de reestruturação cognitiva, assim como os pensamentos automáticos. De maneira mais ampla, o trabalho terapêutico envolve o acesso, a vivência, a modificação e a ação em relação aos sonhos (GONÇALVES; BARBOSA, 2004). Por meio de uma série de perguntas, como as listadas a seguir, o cliente é orientado a recordar e explorar o material onírico:

- Qual é o cenário do sonho?

- O que você e os outros personagens estão pensando, sentindo e fazendo? Você percebe essas inter-relações?

- Qual é o título dessa história e como ele se relaciona com o enredo?
- Como essa história pode ser interpretada por diferentes perspectivas?
- Quais conexões ela possui com sua vida desperta?
- Qual é a lição moral do sonho?
- Como você poderia criar sonhos diferentes sobre esse tema?
- Que outros desfechos poderiam ocorrer?

A estratégia empregada auxiliou M.D.O. na redução do medo, das crises de choro e da ansiedade, ao aprender a analisar de forma racional os pensamentos automáticos e minimizar o impacto das reações emocionais negativas geradas pelas lembranças do sonho recorrente ruminados durante o dia. Após a identificação desses pensamentos, foi realizado o questionamento socrático com o paciente, substituindo-os por pensamentos mais realistas e racionais, o que resultou em respostas positivas no enfrentamento da situação. Por exemplo, ao despertar e lidar com ansiedade, pode-se afirmar: Um sonho não é uma previsão do futuro; é apenas uma manifestação dos meus pensamentos e preocupações atuais. Além disso, tais pensamentos podem ser substituídos por atividades que proporcionem distração e conforto. Essa abordagem pode contribuir para o fortalecimento de novos padrões de pensamento e comportamento".

RESULTADOS

Os resultados alcançados foram significativos para o paciente. Durante o processo terapêutico, houve uma redução da ansiedade, fruto das análises cognitivo-comportamentais realizadas. Segundo Clark e Beck (2011), o paciente aprende a identificar situações, pensamentos e emoções negativas, compreendendo como elas influenciavam seu comportamento no dia a dia. Além disso, a técnica de exposição gradativa foi utilizada para dessensibilização, ajudando-o a ressignificar seus medos e interpretações negativas da realidade. Como Beck (2007) enfatiza, é essencial trabalhar na reestruturação cognitiva para modificar padrões disfuncionais de pensamento.

A aplicação de metas preconizadas por Clark e Beck (2011) também foi relevante, incluindo normalizar a preocupação, corrigir crenças distorcidas e eliminar respostas disfuncionais de controle, utilizando técnicas como

TERAPIA COGNITIVO COMPORTAMENTAL NO CONTEXTO DA PÓS GRADUAÇÃO:
TEORIA E TÉCNICA APLICADA A CASOS CLÍNICOS

a indução de preocupação e a descatastrofização. Conforme Beck (1998) destaca, a descatastrofização é uma estratégia eficaz para desafiar pensamentos catastróficos e promover uma visão mais realista das situações.

Ao longo do processo terapêutico, o paciente desenvolveu confiança em sua capacidade de solucionar problemas, aumentou seu senso de segurança e autoconfiança para lidar com desafios futuros, e apresentou um equilíbrio moderado mesmo diante de sintomas elevados de depressão e ansiedade. Como Leahy (2010) ressalta, a terapia cognitiva contemporânea visa promover a resiliência e a adaptabilidade emocional.

Notavelmente, o paciente demonstrou mudanças significativas em seu comportamento e estado de ânimo. Ele passou a aproveitar atividades anteriormente evitadas, como cozinhar e fazer um curso online, e mostrou-se mais aberto ao lidar com suas próprias cicatrizes na face e interagir socialmente com sua família nos finais de semana. Essas mudanças representaram um progresso considerável em sua jornada de tratamento, refletindo um aumento do bem-estar e otimismo. No momento, ele está sob os cuidados e responsabilidade direta de sua mãe, mostrando-se mais integrado e engajado em sua vida cotidiana.

Este relato evidencia a eficácia das intervenções terapêuticas baseadas na TCC e destaca a importância do engajamento do paciente no processo de autoconhecimento e mudança de comportamento. Como Clarck e Beck (2011) salientam, o objetivo da terapia cognitivo-comportamental é capacitar o paciente a desenvolver habilidades para enfrentar os desafios da vida de maneira mais adaptativa. Foi necessário trabalhar questões de aceitação pessoal, pois ele não aceitava suas características faciais (nariz, formato do rosto e cicatrizes), entendendo que a única opinião que realmente importava era a daqueles que validavam e o amavam, representando um grande avanço, visto que inicialmente não achava necessário. Se apaixonou pelo processo terapêutico, disse que queria mudar seu jeito de ser definitivamente, tomando decisões mais assertivas, e que o sentimento que ficava das sessões era: é muito bom, positivo e vai fazer muita falta. (SIC).

CONSIDERAÇÕES FINAIS

Ao encerrar esta reflexão sobre a Terapia Cognitivo-Comportamental (TCC) na abordagem da depressão e ansiedade em adolescentes, é essencial destacar o impacto profundo e transformador que essa intervenção pode ter. Para os adolescentes que enfrentam esses desafios emocionais, a TCC não é apenas uma técnica, mas sim uma bússola que os guia em meio às tempestades emocionais da adolescência. É um lembrete gentil de que, mesmo nos momentos mais sombrios, há sempre uma luz no fim do túnel, e que com coragem, apoio e as ferramentas certas, podem encontrar esperança e resiliência para seguir em frente.

Ao reconhecer a importância da TCC como uma intervenção precoce, estamos investindo não apenas na saúde mental dos adolescentes, mas também em seu futuro bem-estar. Ao promover o autoconhecimento, a resiliência e o desenvolvimento de habilidades práticas para enfrentar desafios emocionais, estamos construindo uma base sólida para que esses jovens enfrentem os altos e baixos da vida com mais confiança e determinação. Que este relato sirva como um lembrete de que, mesmo diante das adversidades, há sempre esperança e apoio disponíveis para aqueles que buscam ajuda.

REFERÊNCIAS

APA- AMERICAN PSYCHIATRIC ASSOCIATION. **Manual diagnóstico e estatístico de transtornos mentais**: DSM-5-TR. 5.ed. rev. Porto Alegre: Artmed, 2023.

BARLOW, David H. **Manual clínico dos transtornos psicológicos**: guia passo a passo para o tratamento. 4. ed. Porto Alegre: Artmed, 2008.

BECK, J. S. **Cognitive therapy**: Basics and beyond. Guilford Press. 1998

BECK, Aaron T. **Tratamento das doenças mentais**: terapia cognitivo-comportamental. 2. ed. Porto Alegre: Artmed, 2005.

BECK, J. **Terapia cognitiva para desafios clínicos**. Porto Alegre: Artmed. 2007

BECK, Aaron T. **Terapia cognitivo-comportamental**: fundamentos e aplicações. Tradução de Roberta L. Esposito. Porto Alegre: Artmed, 2013.

BECK, Aaron T. **Terapia cognitiva da depressão**. Porto Alegre: Artmed, 1979.

BECK, Aaron T. **Terapia cognitiva**: teoria e prática. Porto Alegre: Artmed, 1997.

BECK, Judith S. **Terapia cognitivo-comportamental**: teoria e prática. 2. ed. Porto Alegre: Artmed, 2013.

BURNS, D. D. **Feeling Good**: The New Mood Therapy (Sentindo-se Bem: A Terapia Cognitiva em Questão). Rio de Janeiro: Objetiva, 1980.

CABALLO, V. E. **Manual de técnicas de terapia e modificação do comportamento.** Santos Editora, 2018.

CLARK, D. A.; BECK, A. T. **Terapia cognitiva para transtornos de ansiedade** – guia do terapeuta. Tradução de Maria Cristina Monteiro. Porto Alegre: Artmed, 2011.

FREEMAN, A.; WHITE, J. Sonhos e a imagem do sonho: utilizando sonhos na terapia cognitiva. Em: ROSNER, R. I.; LYDDON, W. J.; FREEMAN, A. (org.). **Terapia cognitiva e sonhos** (p. 69-87). Porto Alegre: Artmed, 2004.

FREITAS, João. **Terapia cognitivo-comportamental na prática clínica.** São Paulo: Editora Saraiva, 2016.

GERBARG, Patricia L.; BROWN, Richard P. **O poder curativo da respiração**: técnicas simples para reduzir estresse e ansiedade, melhorar a concentração e equilibrar suas emoções. Boston: Shambhala Publications, 2015.

GONÇALVES, O. F.; BARBOSA, J. G. De sonhos reativos para sonhos proativos. Em: ROSNER, R. I.; LYDDON, W. J.; FREEMAN, A. (org.). **Terapia cognitiva e sonhos** (p. 125-136). Porto Alegre: Artmed, 2004.

HAWES, M. T.; SZENCZY, A. K.; KLEIN, D. N.; HAJCAK, G.; NELSON, B. D. Aumento dos sintomas de depressão e ansiedade em adolescentes e adultos jovens durante a pandemia de COVID-19. **Medicina Psicológica**, v. 1, p. 1-9, 2021. DOI: 10.1017/S0033291721000014.

KABAT-ZINN, J. **Viver com plenitude**: usando a sabedoria do seu corpo e mente para enfrentar o estresse, a dor e a doença. São Paulo: Cultrix, 2015.

LOPES, R; NASCIMENTO, R; LOPES, F. **Caixinha antiansiedade**. 2018, Matrix:

PINHEIRO, C. L. N; NORONHA, A. P. **Baralho das emoções**: Ferramenta Terapêutica para Crianças e Adolescentes. São Paulo: Casa do Psicólogo, 2015. ISBN 978-85-8040-081-5.

SHINOHARA, H. O trabalho com sonhos na terapia cognitiva. **Revista Brasileira de Terapia Cognitiva**, Rio de Janeiro, v. 2, n. 2, p. 85-90, dez. 2006. Disponível em: http://pepsic.bvsalud.org/scielo.php?script=sci_arttext&pid=S1808-56872006000200008&lng=pt&nrm=iso. Acesso em: 18 maio 2024.

LEAHY, R. L. **Terapia Cognitiva**: Teoria e Prática. Porto Alegre: Artmed, 2010.

WALTMAN, S. H. *et al.* **Questionamento socrático para terapeutas**: aprenda a pensar e a intervir como um terapeuta cognitivo-comportamental. Porto Alegre: Artmed, 2023.

CAPÍTULO 4

TRANSTORNO DE ANSIEDADE GENERALIZADA: UM TRATAMENTO COGNITIVO-COMPORTAMENTAL

Jenifer Maiara Grokorriski
Solange Regina Signori Iamin
Mauricio Wisniewski

INTRODUÇÃO

No decorrer do nosso dia a dia é normal e até necessário experimentar medo e ansiedade em certas situações, pois essas emoções desempenham um papel fundamental para a preservação da nossa existência. Embora algum grau de preocupação seja importante para a organização do cotidiano, pacientes com transtorno de ansiedade generalizada (TAG) costumam responder a diversas situações do dia a dia de forma extremamente exagerada. Essas preocupações costumam ser invasivas, incontroladas, focadas em possibilidades futuras remotas e exageradas em relação a ameaça, esses sentimentos podem se tornar problemáticos quando se manifestam de forma excessiva, persistente e desproporcional em relação a situações cotidianas comuns (CLARK; BECK; 2012).

A terapia cognitiva comportamental (TCC) é uma abordagem psicoterapêutica amplamente utilizada que se baseia na interação entre pensamentos, emoções e comportamentos. A TCC defende que não importa a situação, e sim como a pessoa interpreta aquela situação. Ela postula que os padrões de pensamentos disfuncionais podem contribuir para o desenvolvimento e a manutenção de transtornos psicológicos, como ansiedade, depressão e outros. Com as intervenções da TCC, os pacientes aprendem a identificar esses padrões de pensamentos disfuncionais, desafiá-los e substituí-los por pensamentos mais realistas e saudáveis, resultando em mudanças emocionais e comportamentais positivas (BECK, 2022).

A TCC apresenta um protocolo para o tratamento do TAG. O protocolo da TCC para o transtorno é estruturado em três fases distintas que se interligam para proporcionar um tratamento eficaz e direcionado. A primeira fase começa com uma avaliação detalhada do quadro clínico, com avaliação dos sintomas do paciente, histórico médico e psicológico, padrões de pensamento e comportamento relacionados à ansiedade. Também é realizada uma formulação de caso, com todos os dados relevante da história de vida do indivíduo e dados importante do surgimento do TAG em sua vida; a formulação ajuda o terapeuta a compreender a natureza única do TAG do paciente e a desenvolver um plano de tratamento personalizado. Durante essa fase inicial, são definidas as metas do tratamento (KNAUS; CARLSON; 2019).

Na fase intermediária, são empregadas diversas técnicas específicas para lidar com a ansiedade. Essas estratégias visam reduzir a intensidade e frequência dos sintomas de ansiedade, promover o enfrentamento eficaz das preocupações excessivas e melhorar a qualidade de vida do paciente. Ao longo do tratamento, o terapeuta e o paciente trabalham em conjunto para identificar padrões de pensamento e comportamento que contribuem para a manutenção da ansiedade, desenvolvendo alternativas mais adaptativas e realistas. É importante fazer uma psicoeducação sobre o TAG, abordando a natureza dos sintomas da ansiedade, bem como a diferença entre a ansiedade normal e a patológica. Durante a fase inicial do tratamento, é crucial que o terapeuta eduque o paciente sobre a manifestação da ansiedade generalizada, como pensamentos excessivamente preocupados e intrusivos, sintomas físicos como tensão muscular, fadiga, dificuldade para dormir e preocupações persistentes sobre vários aspectos da vida. (ROBICHAUD; DUGAS; ANTONY, 2015)

Fatores de Manutenção também são abordados. Além de compreender os sintomas, o paciente precisa aprender sobre os fatores que mantêm a ansiedade, como a evitação de situações temidas, comportamentos de segurança (como rituais compulsivos), preocupação excessiva com o futuro e dificuldade em tolerar a incerteza. A psicoeducação sobre esses fatores ajuda o paciente a identificar padrões disfuncionais e a estar mais consciente das estratégias de enfrentamento mal adaptativas. (ROBICHAUD; DUGAS; ANTONY, 2015)

A educação sobre Estratégias de Enfrentamento é outro aspecto importante. Além de compreender a ansiedade, o paciente é educado sobre diferentes estratégias que serão exploradas ao longo do tratamento, como técnicas de relaxamento, reestruturação cognitiva, exposição gradual, resolução de problemas e habilidades de comunicação assertiva. Essa base de conhecimento ajuda a fortalecer a colaboração entre o terapeuta e o paciente, aumentando a eficácia do tratamento ao longo do tempo. (ROBICHAUD; DUGAS; ANTONY, 2015)

Na fase final, o foco está na consolidação dos ganhos terapêuticos e na prevenção de recaídas. O paciente e o terapeuta revisam o progresso alcançado ao longo do tratamento, identificam áreas que ainda necessitam de atenção e desenvolvem estratégias para manter as melhorias a longo prazo. (CLARK; BECK, 2012).

Estudos mostram que a TCC é uma das abordagens mais eficazes para o tratamento de diversos transtornos mentais, incluindo depressão, ansiedade, transtornos de estresse pós-traumático e dependências. Pesquisas controladas indicam que a TCC oferece resultados positivos em curto prazo, e seus efeitos se mantêm a longo prazo, quando comparados a outras formas de terapia. Um dos motivos para sua eficácia está na abordagem estruturada e focada em metas, que auxilia os pacientes a desenvolver habilidades práticas para gerenciar e modificar pensamentos e comportamentos disfuncionais. Além disso, sua aplicabilidade em diferentes contextos, como em atendimentos individuais, grupos e até online, contribui para sua ampla utilização e eficácia clínica (HOFMANN *et al.*, 2012).

O presente trabalho visa apresentar o manejo de um atendimento clínico, na qual foi utilizada a abordagem Terapia Cognitiva Comportamental na condução das sessões psicoterapêuticas.

APRESENTAÇÃO DO CASO CLÍNICO

Este estudo de caso contemplou a problemática de E. (22 anos) que chegou à clínica escola relatando sentir ansiedade excessiva no seu dia a dia, então deu-se início a uma avaliação detalhada dos seus sintomas. A paciente relatou preocupação no seu dia a dia acerca das seguintes situações: se deveria ou não sair da casa de seus tios para morar sozinha, se iria conseguir fazer seu trabalho de conclusão de curso e se iria conseguir realizar o mestrado quando terminasse a graduação. Ela expressou dúvidas sobre sua capacidade de alcançar esse objetivo e se questionou sobre o impacto que essa decisão teria em sua vida. Essas preocupações vinham todos os dias na maior parte do dia, principalmente durante o horário em que estava trabalhando, isto já estava trazendo prejuízos no seu trabalho, pois ela sentia que não conseguia realizar suas atividades laborais de forma correta, uma vez que ficava presa nesses pensamentos, sempre imaginado o pior cenário, com muita dificuldade de concentrar-se ou ter a mente em branco, e que nunca se sentiu assim antes.

Apresentava irritabilidade quase todos os dias e por pequenas coisas, como por exemplo ter que escrever um relatório no trabalho. Se sentia fadigada embora não fosse com frequência, queixou-se de tensão muscular e que isso ocorria mais no final do dia, e nos momentos de maiores preocupações sentia palpitação no peito e respiração ofegante (falta de ar). Relatou dificuldade de prender a atenção nas aulas da faculdade, por vezes se distraindo da aula e não conseguindo focar, pois ficava preocupada com tantas coisas que tinha para fazer e com seu futuro. Estes sintomas causaram prejuízo porque a incomodavam trazendo ansiedade, angústia e sofrimento.

Além disso, outro motivo que a trouxe a psicoterapia foi uma dúvida em relação à decisão de sair ou não da casa da tia para morar sozinha devido aos conflitos familiares diários. A paciente reconhecia a possibilidade de magoar os tios ao tomar essa decisão, mas apontava as frequentes discussões com a tia como o principal motivador dessa ponderação, sendo que muitas dessas discordâncias surgiam por motivos que ela percebia como "pequenos".

Paciente relatou que este sofrimento estava relacionado a uma dificuldade de compreender suas emoções e de saber como lidar com elas de maneira mais eficaz.

E. perdeu a mãe quando tinha seis anos de idade. Com a morte da mãe, o pai foi embora e a deixou com a avó materna, com quem morou até os onze anos de idade. Sua avó se mudou para Curitiba, então foi morar com a família do seu tio que é irmão da mãe. Depois de uma discussão sua tia mandou-a embora de casa, então ela saiu da casa desses tios e se mudou para a casa onde está morando atualmente, que é a casa da sua tia por parte de mãe. Hoje em dia tem um relacionamento muito conturbado com a tia com quem mora, sempre existindo discussões por parte da tia, e essas discussões são por 'pequenas coisas', como por exemplo, pegar um iogurte da geladeira.

E. relatou que trabalha em uma empresa de tecnologia como aprendiz, sua função é auxiliar os demais, diz não gostar desse emprego porque na função de aprendiz ela se sente uma pessoa inútil, e que não consegue ajudar na empresa como realmente deveria, sente que as tarefas que passam para ela são coisas fáceis de se resolver e que qualquer um conseguiria fazê-lo.

MÉTODOS DE AVALIAÇÃO

A Associação Americana de Psiquiatria estabeleceu critérios para o diagnóstico de transtorno de ansiedade generalizada que está contido no Manual Diagnóstico e Estatístico de Transtornos Mentais, 5 ª edição, Texto Revisado (DSM-5-TR) (APA, 2023 p. 250). Foi realizada uma entrevista semiestruturada avaliando o caso a partir destes critérios: Ansiedade e preocupação excessiva em vários eventos ou atividades existentes a pelo menos seis meses e na maioria dos dias (critério A) sem conseguir controlá-los (critério B). A paciente relatou que essas preocupações vinham ocorrendo a pelo menos 3 anos, mas que nos últimos 6 meses foram mais fortes, e que não conseguia mais controlar esses pensamentos. As preocupações devem ser acompanhadas de pelo menos três dos seguintes seis sintomas: Agitação ou sensação de nervosismo, cansaço fácil, dificuldade de concentração, irritação, tensão nos músculos, alteração no sono (critério C). Paciente relatou que sentia inquietação, isso ocorria geralmente quando estava trabalhando e apareciam os pensamentos intrusivos acerca do seu trabalho de conclusão de curso ou acerca de sair ou não da casa da tia, sentia fadiga, mas que não era com frequência. Dificuldade em concentrar-se ou ter a mente em branco e que isso acorria quando os pensamentos se dirigiam as situações do futuro, do seu trabalho de conclusão de curso e de sair ou não da casa da tia. Neste momento não conseguia se concentrar no trabalho. Aumento da sua irritabilidade, mais que o comum, e pequenas coisas a deixavam irritada, como por exemplo ter que escrever um relatório, isso ocorria quase todos os dias. Também relatou sentir tenção muscular, e que isso ocorria mais no final do dia, quase todos os dias.

O critério D estabelece que essas preocupações trazem significativos prejuízos no funcionamento diário do indivíduo, afetando áreas como a vida social, profissional ou outras esferas importantes de sua vida, E. relata experimentar significativo sofrimento clínico, especialmente durante determinados momentos. No ambiente de trabalho, observou-se uma perda de atenção que não estava presente anteriormente. Na faculdade, a paciente relatou distrações frequentes durante as aulas, destacando uma dificuldade em manter o foco, algo que não era um problema anteriormente. Esses episódios têm causado prejuízos significativos, uma vez que geram preocupações intensas em relação ao futuro, resultando em sentimentos de ansiedade, angústia e sofrimento, além de aumento significativo da irritação, e dores musculares com frequência.

Para atender aos critérios E e F as preocupações excessivas não podem ser mais bem explicadas pelo uso de substâncias psicoativas, outras condições médicas ou transtornos mentais distintos. Paciente nega uso de substâncias, anamnese detalha, não foi encontrado outro tipo de transtorno mental que justifique os sintomas.

Após a avaliação e a hipótese de TAG, deu-se início ao tratamento cognitivo-comportamental.

INTERVENÇÃO CLÍNICA E TÉCNICAS UTILIZADAS

Após avaliação da paciente e diagnosticada com transtorno de ansiedade generalizada, foi iniciado o processo psicoterapêutico. Foi utilizado como base o protocolo de atendimento para Transtorno de Ansiedade Generalizada, com foco da terapia cognitivo-comportamental.

Foi explicado que as sessões na psicoterapia cognitiva comportamental seguem uma estrutura, podendo ser flexível: o psicoterapeuta inicia com uma revisão do humor do paciente para compreender suas emoções durante a semana, no momento e avalia os sintomas relacionados ao transtorno de ansiedade ou outro problema em foco. Em seguida, relembram-se pontos importantes discutidos na sessão anterior, bem como a revisão do plano de ação estabelecido e quaisquer desafios enfrentados. Posteriormente, é estabelecida a agenda do encontro terapêutico, delineando os temas a serem abordados e os objetivos a serem alcançados durante a sessão. Durante a sessão, o terapeuta fornece reforços em psicoeducação, oferecendo informações relevantes sobre o transtorno ou estratégias para lidar com padrões de pensamento e comportamento disfuncionais. Ao final, são combinados novos planos de ação e atividades para serem realizados pelo paciente entre as sessões, visando consolidar o aprendizado e promover mudanças comportamentais e cognitivas. O terapeuta resume os pontos-chave discutidos, destacando as tarefas a serem realizadas até a próxima sessão. O paciente avalia a sessão, expressando suas percepções e identificando aspectos que gostaria de abordar de forma diferente. O encontro é encerrado de forma gradual, permitindo ao paciente expressar seus sentimentos finais e discutir o que será abordado na próxima sessão (BECK, 2022).

No início foi realizada a Psicoeducação sobre transtorno de ansiedade generalizada, explicando sobre os sintomas, sobre as causas multifatoriais e suas repercussões na vida da pessoa. Em seguida, foi feito psicoeducação sobre os princípios do modelo da terapia cognitivo-comportamental para lidar com padrões disfuncionais de pensamento e comportamento associados ao transtorno. A psicoeducação sobre as emoções foi integrada para promover o desenvolvimento de habilidades emocionais.

Este trabalho colaborativo permitiu o treino de respiração diafragmática e relaxamento muscular, onde foi ensinado a E. este treino para que ela pudesse reduzir os sintomas físicos como palpitação e respiração ofegante. Em um primeiro momento a terapeuta e paciente realizaram o treino em consultório e foi orientado a que ela realizasse todos os dias pelo menos duas vezes por dia e em momentos que sentisse ansiedade. A prática teve como objetivo aumentar o foco no momento presente, desviando a atenção das preocupações e pensamentos ansiosos. A respiração profunda auxilia na redução da tensão muscular, um sintoma comum da ansiedade, ajudando a relaxar os músculos (HOFMANN *et al.*, 2010).

À medida que E. acalmava os sintomas físicos foi possível realizar a Reestruturação cognitiva, onde a paciente listou os pensamentos distorcidos, os quais foram colocados em uma tabela de RPD (Registro de pensamentos disfuncionais) e trabalhados. Foi aplicado o CD-QUEST (OLIVEIRA, 2016) para análise das distorções cognitivas, o Inventário de Crenças Centrais Negativas (ICCN) (OSMO, 2017), os quais serviram para também fazer a reestruturação de tais distorções de pensamento.

Foi realizado um trabalho relacionado as crenças de desvalor da paciente (sic: 'sou uma pessoa inútil, eu faço tudo errado, jamais serei uma aluna boa, se eu não tirar dez no meu trabalho de conclusão de curso então eu não vou conseguir um bom emprego') e desamparo (sic: "minha tia vai me mandar embora então ficarei sozinha no mundo, ninguém me apoia, não tenho ninguém, sou sozinha no mundo') As quais estão relacionadas a sua história de vida de perdas desde a tenra infância, como o falecimento mãe, ausência pai, ausência vó, tia pedir que ela saísse da sua casa.

Foi usada a técnica de Descatastrofização em relação a situação da apresentação do trabalho de conclusão de curso (TCC) pois E. achava que não iria conseguir apresentar pelo estado de ansiedade que se encontrava.

Neste momento foi feito a análise de evidência de pontos que comprovavam que ela não iria conseguir apresentar, versus pontos que comprovavam que ela iria apresentar, ela disse que "pensando bem sou capaz sim de apresentar". Foi realizado o questionamento socrático, perguntando a ela o que significava ela não ir bem no TCC e ela disse: "significa tirar um 9 ou não conseguir apresentar". Perguntou-se a ela sobre que tipo de pessoa ela seria caso isso acontecesse, ela disse que: "significa que sou uma pessoa ruim", então perguntou-se o que significava ser uma pessoa ruim, ao que ela disse, "significa que não serei amada, que os outros não vão gostar de mim, que não vou achar um emprego bom e que serei abandonada". Estes pensamentos distorcidos e a crença de desamor foram exaustivamente trabalhados, então ela chegou na conclusão de que: "está tudo bem se eu tirar um 9, não vou deixar de achar serviço por conta disso e as pessoas não vão deixar de gostar de mim".

Na análise das distorções cognitivas, ficou evidenciado que E. apresentava algumas, as quais lhe traziam sofrimento aumentando seus sintomas de ansiedade. Foi realizada reestruturação cognitiva com questionamento socrático e análise de evidência que resultou conforme exemplo do quadro abaixo.

Quadro 1 – Análise das distorções cognitivas

SITUAÇÃO	PENSAMENTO DISFUNCIONAL	EMOÇÃO	COMPORTAMENTO	PENSAMENTO FUNCIONAL
	Ditadura do 'deveria, tenho que'			
Trabalhando	"Deveria ser uma sobrinha melhor se não a minha tia vai me mandar embora"	Ansiedade Angústia Tristeza	Coração acelera Não consigo me concentrar no meu trabalho	Eu sou uma boa sobrinha Ela não vai me mandar embora
	"Deveria estar me dedicando mais no meu tcc"			Eu estou me dedicando o suficiente para meu tcc Não tem problema não tirar 10
	"Deveria ter sido melhor em casa"			Eu dei o meu melhor em casa.
	"Deveria ter me imposto para minha amiga que me ofendeu"			Eu fiz o meu melhor naquele momento com a maturidade que tenho Se existir uma próxima vez eu vou me impor.

SITUAÇÃO	PENSAMENTO DISFUNCIONAL	EMOÇÃO	COMPORTAMENTO	PENSAMENTO FUNCIONAL
Em casa pensado no seu 'ficante'	E se ele me deixar...	E... Se...		Não tem motivos para que isso aconteça Esse isso não acontecer Caso isso aconteça no início vou sofrer, mas depois vou ficar bem
	E se ele não gosta mais de mim	Tristeza	Começo mandar mensagem para ele, para que ele lembre que eu existo e não me esqueça.	Se ele não gostasse mais de mim não teria marcado encontro comigo esta semana Meu pensamento pode estar errado
	E se eu o magoar			Não tenho nenhuma evidência de que isso pode vir acontecer Vou tentar não o magoar Estamos nos dando bem Ele disse que gosta do meu jeito de ser

Fonte: os autores (2024)

Além destas apresentadas no quadro 1, E. também evidenciou distorções cognitivas de dúvida: "será que vou conseguir sair de casa, será que vale a pena sair de casa, será se vou conseguir passar no meu trabalho de conclusão de curso, será se vou conseguir fazer um mestrado". O sentimento que tem é estresse e o significado desses pensamentos é de que se não conseguir então irá falhar e isso significaria que é uma pessoa inútil. Sintomas de estresse vem desde 2021, no início da pandemia, teve crises de ansiedade e piorou quando foi morar na casa da tia atual. Atualmente mora com sua tia, o seu tio e com uma prima que é a filha do casal.

Para trabalhar esta distorção também foi usada a balança decisiva, buscando levantar as vantagens e desvantagens de tomas essa decisão de sair de casa.

Quadro 2 – Balança decisória

VANTAGENS DE SAIR DE CASA	DESVANTAGENS DE SAIR DE CASA
Ter mais privacidade, Dar menos satisfação aos tios Ser mais independente Se tornar uma pessoa mais responsável Reduzir conflitos familiares	Os meus tios ficarão tristes Questão financeira Falta de apoio da família Criar mais conflito afastando outros familiares
VANTAGENS DE NÃO SAIR DE CASA	**DESVANTAGENS DE NÃO SAIR DE CASA**
Financeiro Convivência com tio e prima Comida pronta Não ter preocupação com mudança, mobília e utensílios	Brigas com a tia Não ter tanta privacidade e independência

Fonte: os autores (2024)

Outra distorção cognitiva que se evidenciou foi a minimização do positivo, um exemplo é que E. se sentiu mal por ter tirado 9,5 no trabalho de conclusão de curso, ela se considerou incapaz e inútil com aquela nota, foi feita a análise de evidências a favor do pensamento de ela era inútil por ter tirado aquela nota e ela chegou à conclusão que ter tirado 9,5 não significava que ela era uma pessoa inútil. Percebeu que era um erro de pensamento, de que valorizava pouco suas conquistas pois achava que nada era suficiente e que tinha que ser nota dez para ser reconhecida e que isso não era verdade pois muitas pessoas a parabenizavam por suas conquistas e empenho. E. também se conscientizou de que tinha uma necessidade de aprovação da tia, pois mesmo tirando a nota de 9,5 no trabalho de conclusão de curso e mesmo seu tio e sua prima a tendo parabenizado pela aprovação ela focou no comportamento da tia, que não a parabenizou e E. ficou muito magoada, pois sentia que precisava de alguém para dizer que está fazendo a coisa certa, e que a tia era essa pessoa e tinha um papel de referência para ela. Assim, se a tia não reconhecia era como se o trabalho tivesse sido péssimo. Com a análise E. percebeu que precisa valorizar o que outras pessoas reconhecem nela e também aprender a fazer seu próprio reconhecimento das suas conquistas.

Ao analisar os sentimentos produzidos por estas distorções, a terapeuta incentivou a paciente a explorar as emoções subjacentes e processar experiências emocionais, isso a ajudou a entender as raízes das emoções e desenvolver habilidades de enfrentamento bem como aprender a lidar com o emocional. E, referia que "quando algo me incomoda, eu me afasto e não falo que estou sentindo". Ela aprendeu a identificar as emoções e a dialogar com a tia sobre como se sentia, isso trouxe uma reaproximação e ela continuou morando com a família dos tios.

Foi utilizado o cartão de enfrentamento: No cartão de enfrentamento proposto por Padesky e Greenberger (2017), os pacientes são incentivados a registrar frases que são incorporadas à rotina diária do paciente como uma forma de reforçar pensamentos positivos e comportamentos adaptativos. Revisitar o cartão regularmente pode ajudar a fortalecer as habilidades aprendidas na terapia e a manter uma mentalidade mais equilibrada e resiliente ao longo do tempo. As frases foram criadas durante a sessão, em conjunto terapeuta e paciente: Foram elas: "Eu vou conseguir apresentar o meu trabalho de conclusão de curso, afinal já apresentei vários trabalhos da faculdade e sempre conseguir fazer uma boa apresentação"; "minha tia não está brava comigo, apenas não teve uma situação estressante no seu trabalho e está gritando com todas da casa por conta disso, não sou eu o problema"; sou uma pessoa capaz, sou útil, consigo dar conta dos meus problemas".

Na definição de Tarefas: foram acordadas tarefas de casa e atividades entre as sessões, relacionadas às estratégias discutidas. Isso a ajudou a praticar e generalizar as habilidades aprendidas na terapia. Como por exemplo, manter a respiração profunda no dia a dia, relaxamento muscular progressivo. Outra atividade para casa incluía reler os cartões de enfrentamento, ou ler material sobre o transtorno de ansiedade generaliza, material este que foi disponibilizado previamente pela terapeuta a paciente, que se encontra no livro: Terapia Cognitiva para os Transtornos de Ansiedade: Tratamentos que Funcionam: Manual do paciente, de Clark e Beck (2012).

Foi realizada a prevenção a recaída: A fase final da TCC para o TAG envolveu uma revisão das conquistas alcançadas, a consolidação das estratégias aprendidas durante o tratamento e a elaboração de um plano de prevenção de recaídas (CLARK; BECK, 2012). São discutidas técnicas de prevenção de recaídas, como o uso contínuo de habilidades de enfrentamento, a manutenção de uma rotina saudável, a identificação de gatilhos de ansiedade e a criação de um plano de ação para lidar com momentos de crise.

E foi orientada sobre a possibilidade de experienciar ansiedade em relação a eventos futuros em seu cotidiano, mas foi ressaltado que agora ela dispõe de ferramentas para enfrentar esses momentos. Durante a sessão, revisamos as técnicas aprendidas ao longo do processo psicoterapêutico e enfatizamos a importância de sua aplicação contínua. Destacou-se também que a prática diária de respiração profunda e relaxamento muscular tornou-se uma rotina benéfica para E. e, portanto, não vai ser interrompida. Além disso, discutimos sobre a importância de não se isolar e manter um diálogo aberto com sua tia para compartilhar suas preocupações.

Durante a conversa, E. identificou a necessidade de manter o uso do cartão de enfrentamento como uma ferramenta diária para reforçar sua autoconfiança. Estratégias como análise de evidências, descatastrofização e estabelecimento de um horário específico para lidar com preocupações excessivas foram destacadas como recursos que ela poderá utilizar nos momentos em que a ansiedade estiver intensa.

É fundamental ressaltar que a TCC é um processo colaborativo e flexível, adaptado às necessidades individuais de cada paciente. O acompanhamento contínuo ao longo do tratamento e a preparação para a alta terapêutica são essenciais para assegurar a eficácia a longo prazo e a manutenção dos ganhos obtidos durante a intervenção. (CLARK; BECK, 2012).

RESULTADOS

O curso terapêutico proporcionou a conscientização, entendimento e modificação de padrões cognitivos e comportamentais relacionados ao transtorno de ansiedade generalizada, o que levou a redução do quadro de ansiedade, proporcionando uma maior qualidade de vida para a paciente.

A paciente foi capacitada para ter um melhor controle da ansiedade e habilitá-la a lidar de maneira mais eficaz com as explosões emocionais da tia, que frequentemente se irritava com E. Além disso, conseguiu superar dúvidas em relação ao futuro, incluindo a incerteza sobre a realização do mestrado. Também tomou a decisão de manter morando na casa do dia, uma das preocupações, que não sente mais duvida de sair de casa.

O progresso da paciente foi avaliado no início e término do tratamento com revisão dos critérios para diagnostico de TAG segundo o DSM 5 – TR (APA, 2023). No final do tratamento E. já teria diminuídos os sintomas, conseguindo controlar suas preocupações, e sente que não atrapalha mais seu dia a dia. Foram reavaliados os sintomas de TAG segundo o DSM V – TR e verificou se que E. Não apresenta mais sintomas compatíveis com a TAG. A paciente relatou também que teve melhora significativa da sua ansiedade vivenciada no dia a dia, e que esta emoção já não atrapalha mais seus estudos e seu trabalho, conseguindo lidar com essas emoções utilizando as técnicas aprendidas em terapia.

Foi perceptível que as intervenções contribuíram para minimizar as preocupações exageradas da paciente, levando à correção dessas interpretações e à redução dos sintomas de ansiedade. Em conclusão, esta pesquisa evidenciou que a terapia cognitiva comportamental é efetiva no tratamento de casos de transtorno de ansiedade generalizada

CONSIDERAÇÕES FINAIS

A terapia cognitiva comportamental é um tratamento baseado em evidências científicas para lidar com o TAG. Estudos mostram que ela é eficaz para 60 a 80% das pessoas que concluem o tratamento e sofrem de transtornos de ansiedade apresentam melhoras significativas. Foi desenvolvida na década de 1960 por Aaron T. Beck, é uma forma de psicoterapia breve e estruturada, que se concentra no presente (CLARK; BECK 2012). Embora exista um protocolo, cada paciente é único, e assim seu processo psicoterapêutico é único também.

Foram necessárias apenas 20 sessões para esse processo, com bons resultados, uma vez que o objetivo principal foi alcançado. Durante as sessões, foi desenvolvida uma boa relação terapêutica com a paciente, que sempre se mostrou participativa e motivada a seguir os planos de ação estabelecidos. Outro ponto relevante foi a assiduidade nas sessões, já que a paciente relatava gostar de frequentá-las e sentia que estavam lhe ajudando significativamente. Enfim, foi todo o trabalho realizado colaborativamente entre paciente e sua psicoterapeuta que ajudaram para o sucesso do tratamento.

REFERÊNCIAS

APA- AMERICAN PSYCHIATRIC ASSOCIATION. **Manual diagnóstico e estatístico de transtornos mentais**: DSM-5-TR. 5.ed. rev. Porto Alegre: Artmed, 2023.

BECK, J. S. **Terapia cognitivo-comportamental: teoria e prática**. 3. ed. Porto Alegre: Artmed, 2022.

CLARK, D. A. BECK, A. T. **Terapia Cognitiva para os Transtornos de Ansiedade**: Tratamentos que Funcionam: Guia do Terapeuta. Porto Alegre: Artmed. 2012.

HOFMANN, S. G., SAWYER, A. T., WITT, A. A.,; OH, D. The effect of mindfulness-based therapy on anxiety and depression: **A meta-analytic review. Journal of Consulting and Clinical Psychology**. 2010.

HOFMANN, S. G.; ASNAANI, A.; VONK, I. J.; SAWYER, A. T.; FANG, A. The Efficacy of Cognitive Behavioral Therapy: A Review of Meta-analyses. **Cognitive Therapy and Research**, v. 2012.

KNAUS, W. J.; CARLSON, J. The Cognitive Behavioral Workbook for Anxiety: **A Step-by-Step Program**. Oakland, CA: New Harbinger Publications, 2019.

OLIVEIRA, I. R. de. **Terapia cognitiva processual**: manual para clínicos. Artmed, 2016.

OSMO, F. Inventário de Crenças Centrais Negativas: Propriedades Psicométricas. **Dissertação de Mestrado** – Programa de Pós-Graduação em Psicologia. Universidade Federal da Bahia: Salvador, 2017.

PADESKY, C. A.; GREENBERGER, D. **A mente vencendo o humor**: um guia prático para a terapia cognitivo-comportamental para transtornos de humor. 4. ed. Porto Alegre: Artmed, 2017.

ROBICHAUD, M.; DUGAS, M. J.; ANTONY, M. M. **Cognitive Behavioral Therapy for Generalized Anxiety Disorder**: Evidence-Based and Disorder-Specific Treatment Techniques. New York: Routledge, 2015.

CAPÍTULO 5

DEPRESSÃO E ANSIEDADE, UM OLHAR PARA NOVAS POSSIBILIDADES NA PRÁTICA CLÍNICA À LUZ DA TERAPIA COGNITIVO COMPORTAMENTAL

Verônica Crist
Solange Regina Signori Iamin
Mauricio Wisniewski

INTRODUÇÃO

O código Internacional de Doenças (CID 10) F41.2 (WHO, 2019) classifica o Transtorno de ansiedade e depressão como um estado em que o sujeito apresenta ao mesmo tempo sintomas ansiosos e sintomas depressivos, sem predominância nítida de uns ou de outros, e sem que a intensidade de uns ou de outros seja suficiente para justificar um diagnóstico isolado.

Segundo o Manual de Diagnóstico e Estatístico dos Transtornos Mentais- DSM-5-TR (APA, 2023), o transtorno depressivo apresenta sintomas de humor deprimido, perda de interesse ou prazer em quase todos os dias, e na maior parte do dia, e ao mesmo tempo deve conter em seu histórico pelo menos quatro sintomas adicionais com durabilidade de duas semanas ou mais, concomitante a mudanças de apetite e peso; alterações no sono e atividade psicomotora; diminuição de energia; sentimento de desvalia ou culpa; dificuldade para pensar, concentrar-se, tomar decisões; ou pensamentos recorrentes de morte ou ideação suicida.

A ansiedade é descrita por Iamin (2015) como uma emoção importante onde todas as pessoas experimentam em graus diferentes, sendo a intensidade dela um fator determinante para o sucesso e/ou fracasso do indivíduo frente a uma situação conflituosa e de risco. Ou seja, pode ser incapacitante para uns e impulsionado para outros. Desta forma, a patologia da ansiedade depende do quanto o indivíduo permeia os eventos, e quão são as percepções que tem sobre as situações que demandam enfrentamento.

Dentre os diferentes enfoques terapêuticos a terapia cognitiva comportamental (TCC) é tida como uma abordagem útil no tratamento dos transtornos mentais. Inclusive uns dos principais avanços no tratamento da depressão expandiu a partir da publicação de Beck no Manual de tratamento para depressão em 1997 (BARLOW, 2016).

O recente estudo de Silva Filho *et al.* (2024), sobre estresse, ansiedade e depressão, enfatiza a importância do papel do terapeuta para o trabalho colaborativo que atendam as demandas trazidas pelos pacientes, com intuito de encontrar soluções e ressignificações para comportamentos disfuncionais e substituí-los por comportamentos mais funcionais e adaptativos. Destaca-se também, a importância dos estudos de Beck na combinação de fundamentos comportamentais associado a diferentes correntes filosóficas, incluindo o conhecimento da neurociência, e desse embasamento, desenvolveu a teoria que abarca pensamentos, emoções e comportamentos, sendo este, o tripé que sustenta a abordagem terapêutica comportamental.

Embora a depressão e ansiedade sejam comorbidades e tragam sofrimento a quem padece, ambos respondem bem ao tratamento cognitivo comportamental (TCC). A vantagem é que essa técnica se baseia em evidências, pois apresenta métodos direcionados e protocolos definidos para cada patologia, permitindo assim, um alívio dos sintomas de forma mais rápida e eficaz. A abordagem empirista focada nos ensinamentos de Aaron Beck tem como um dos pilares a reestruturação cognitiva e a resolução de problemas, tendo como característica a modificação do humor e de pensamentos e comportamentos disfuncionais (AGOSTINHO; DONADON; BULLAMAH, 2019).

Mediante esse valioso recurso se pautou no trabalho terapêutico sobre os diferentes viesses que possibilitasse a interação paciente terapeuta mais solida, colaborativa, e com real sentido para o paciente desmistificar comportamentos disfuncionais e substitui-los em padrões mais saudáveis e adaptativos.

APRESENTAÇÃO DO CASO CLÍNICO

Paciente "A", 36 anos. Relata que teve depressão pós-parto das suas filhas gêmeas, em 2013, e desde então, como consequência do transtorno, menciona que perde o controle com facilidade, tendo crises de raiva. É muito explosiva e por vários anos vem apresentando um quadro de desânimo que compromete seus cuidados básicos. Refere ideação suicida, planejando da própria morte, uso de substância psicoativas, inclusive no período gestacional, e alterações frequentes de humor. Nega uso de medicação. Menciona que é muito difícil controlar seus impulsos frente a situações de contrariedades, e que seu quadro piorou no momento que saiu da maternidade com as filhas nos braços enroladas apenas em um cobertor sem o apoio do marido, motivo esse que sente muita mágoa.

A paciente é a terceira filha de uma prole de quatro irmãos e tem um irmão gêmeo. Perdeu o pai quando tinha 1 ano e 6 meses, e diz não ter lembranças do ocorrido. Sua mãe se casou novamente, mas "A" nunca considerou o marido da mãe como padrasto. Residia na zona rural. Quando tinha 12 anos a mãe desapareceu, deixando-a sozinha com o irmão, sendo que a irmã mais velha e o outro irmão já tinham ido embora da residência a algum tempo. O irmão gêmeo também foi embora. Dias depois foi resgatada por vizinhos e parentes, mas ela não lembra com precisão quanto tempo depois de estar sozinha isso aconteceu. Com frequência passou a mudar de residência pelo fato de sofrer humilhações das pessoas com quem morava, refere sofrimento físico e psíquico. Relata que seu sonho de menina era constituir uma família.

Aos quatorze anos conheceu um rapaz pelo qual se apaixonou, começou a namorar, e aos quinze anos recebeu um pedido de noivado e junto vieram as alianças, parecia estar próximo de seu sonho. Porém aos dezesseis anos começou a consumir substâncias psicoativas. Engravidou e com 5 meses de gestação foi ameaçada de morte pelo pai da criança, então, fugiu para outra cidade, e foi morar na casa de uma amiga. Quando o filho nasceu, o deixou com a avó materna, pois não o reconhecia como filho e retornou para a cidade de origem. Se envolveu com outro rapaz e manteve um relacionamento mais tranquilo até o nascimento de sua segunda filha a qual foi rejeitada pelo pai, mas o avô acabou assumindo. Passou então a trabalhar em uma lanchonete e a filha era cuidada por uma babá que a maltratava, resolveu então entregar a menina para a tia.

Perdeu o emprego e logo se envolveu em outros relacionamentos e teve mais três filhas entre elas, as gêmeas. O relacionamento com o pai das gêmeas era conturbado, com discórdias e desavenças. Uma das filhas gemelar precisou de UTI, motivo esse que a levou a parar de usar substâncias psicoativas.

MÉTODOS DE AVALIAÇÃO

Para a avaliação diagnóstica foi utilizado uma entrevista de anamnese semiestruturada. Levantou-se a hipótese de transtorno depressivo, associado com transtorno de ansiedade. A confirmação da hipótese diagnóstica partiu de dados extraídos de inventários padronizados: Inventário de Depressão de Beck - BDI-II (BECK, 2011), Inventário de Ansiedade - BAI (BECK, 2023), e Escala de Ansiedade de Hamilton (HAMILTON, 1959). Foram utilizados os critérios do DSM-5-TR (APA, 2023). Além dessas ferramentas, o Inventário de Crenças Centrais Negativas (ICCN), RPD (Registro de Pensamentos Disfuncionais), entre outros, fizeram parte do processo, protocolos e técnicas utilizadas.

Segundo Pergher e Stein (2005), a entrevista, vista como instrumento de grande valia dentro do contexto terapêutico, possibilita a chegar bem perto do(s) problema(s) do paciente, sendo que o autor ressalta o quanto a forma do seu direcionamento pode ser prejudicial. Diante da terapia cognitiva comportamental, a escuta terapêutica visa compreender as dores e situações de conflitos que "impedem o paciente de vivenciar com mais clareza seus pensamentos e ações", promovendo assim, um diálogo mais aberto na busca de reflexões.

Importante ressaltar a relação entre paciente e terapeuta para alavancar o trabalho na escuta empática, o qual norteia todo o trabalho numa relação de atenção, afeto, e compreensão, sendo elementos imprescindíveis e que devem estar conectados no ato de saber ouvir sem julgamentos e livre de preconceitos. Caballo (2012), aborda a entrevista inicial no processo terapêutico como um momento para identificar e definir o problema na busca de comportamentos e metas de uma possível modificação; busca ainda um modelo que trate variáveis que antecedem determinados comportamentos que podem estar relacionados ao problema apresentado pelo indivíduo. Dessa forma, as intervenções se baseiam em um plano de tratamento com avaliações periódicas em relação aos resultados e mudanças no que se refere a manutenção ou não da queixa apresentada. Ainda, segundo o autor, a entrevista inicial constitui uma fonte de dados sobre o comportamento do paciente, sendo elementos não verbais, paralinguísticos e verbais que se manifestam (CABALLO, 2012, p. 32).

Nesse caso, a paciente em tela apresentou a maioria dos sintomas que sugere transtorno misto de ansiedade e depressão.

INTERVENÇÃO CLÍNICA E TÉCNICAS UTILIZADAS

O atendimento teve início em meados de agosto com previsão de encerramento no final de outubro de 2023. Pelo fato de se ter um período curto para conclusão do estágio, optou-se por dois atendimentos semanais de aproximadamente de 60 minutos. A ênfase do trabalho terapêutico foi baseada na demanda principal, em que a busca da paciente envolveu em ser uma pessoa melhor em termos de mudanças de comportamento, uma boa mãe, ingressar no mercado de trabalho e retornar aos estudos. Diante da perspectiva da paciente, na busca de melhorar seus laços afetivos, buscou-se alicerçar o trabalho terapêutico nos sintomas de depressão e ansiedade com objetivos de minimizar o sofrimento psíquico considerados impeditivos para atingir suas metas.

A primeira entrevista foi iniciada com o acolhimento da paciente considerando que os primeiros encontros são fundamentais para fortalecer o vínculo terapêutico. Por se tratar de um estágio clínico obrigatório para a titulação de especialista em TCC – Terapia Cognitivo Comportamental, nesse encontro foram estabelecidos os cumprimentos das normas em relação a assinatura de documentos, TCLE (Termo de Consentimento Livre e Esclarecimento), bem como a discussão com o paciente sobre a possibilidade de encontros semanais com duração em média de 60 minutos. O objetivo inicial foi enfatizado na diminuição do quadro de ansiedade e depressão prevendo uma melhora geral no que se refere a vínculos afetivos e melhor qualidade de vida, com base em algumas técnicas descritas a seguir.

Rangé (2011) atribui o sucesso terapêutico da Terapia Cognitivo Comportamental e traz o marco da conceitualização e da sistematização como uma estratégia promissora para chegar aos objetivos e eficácia do tratamento, referindo-se aos escritos de Aaron Beck onde coloca que a conceitualização cognitiva e o registro de pensamentos disfuncionais são precursores de tal práticas. Desta forma, entende-se que a conceitualização cognitiva é uma etapa entre o processo de recepção do paciente, e sua escuta inicial e a aplicação do plano de tratamento.

A **psicoeducação** foi realizada a respeito do formato de atendimento e a importância do engajamento terapêutico, esclarecendo os dias de atendimento, horário, início e término previsto, bem como sobre questões éticas, importantes para a confiabilidade e segurança do paciente. Também foram pontuados o tripé cognitivo comportamental: cognição, emoção e comportamento (GREENBERGER; PADESKY, 2015).

Outro aspecto trabalhado na psicoeducação foi através de uma figura cerebral sendo explicado filogeneticamente como o cérebro humano é dividido e como essas divisões têm influência no comportamento, no pensamento e nas emoções (RELVAS, 2022). No modelo utilizado, a autora classifica da seguinte maneira: cérebro primitivo (autopreservação, agressão), cérebro intermediário (emoções), e cérebro racional superior (tarefas intelectuais) (RELVAS, 2022, p. 26). O objetivo desse material foi mostrar concretamente para a paciente a importância das funções cerebrais e como o cérebro age de acordo com a evolução humana, ou seja, se receber estímulos adequados existe maior chance de desenvolvimento, mas ao contrário permanece estagnado e inflexível.

Outra técnica utilizada foi a **reestruturação cognitiva**, mediante a modificação de pensamentos desadaptativos, promovendo uma melhor compreensão a respeito de atos e atitudes disfuncionais que exigem do indivíduo diferentes adaptações, permitindo que o sujeito tenha uma percepção real de seus pensamentos e ações, potencializando novos recursos e criando estratégias para melhor adaptabilidade. Caballo (2003) afirma que aprender a pensar racionalmente consiste em aplicar as principais regras do método científico à forma de ver a si mesmo, os outros e a vida.

A reestruturação cognitiva de Registro de Pensamentos Disfuncionais teve a função de mostrar à paciente uma compreensão melhorada a respeito do que pensava, o que sentia e o que executava. Essa relação entre pensamento, sentimento e comportamento levou a paciente a ter clareza de suas atitudes, e a partir daí fazer as mudanças necessárias – Quadro 1.

Quadro 1 – Registro de Pensamentos Disfuncionais

Sentimentos: Raiva
Comportamento: Xingamentos depreciativos "você não vale nada, suma daqui você não presta" etc. Agressão física (tapa no rosto)
Distorções cognitivas: Ela achou que ele (marido) tinha escondido a carteira, porque no passado ele fazia isso.
Reação Fisiológicas: Aceleramento cardíaco, calor que subiu no pescoço, respiração ofegante (rápida)
Pensamentos Funcional: Eu não o vi pegar a carteira, então não posso acusar.

Fonte: os autores (2024)

A **Técnica de Respiração e Relaxamento** também foi trabalhada. Utilizada na década de 1940 por Wolpe, o precursor do uso em terapia comportamental, as práticas incluíam relaxamento musculares, dessensibilização sistemática, treinamento da assertividade, e parada do pensamento. É um processo psicofisiológico que envolve respostas somáticas e autônomas, informes de tranquilidade e bem-estar e estado de aquiescência motora (LAZARUS,1997). A utilização no atendimento se fez necessário pela paciente "A" apresentar desconforto frente ao relato de sua história, a qual trazia grande carga emocional. O objetivo da aplicação da técnica baseou-se na redução dos sintomas de estresse e ansiedade, para que a paciente pudesse se sentir mais confortável frente às situações desagradáveis que poderiam acontecer durante a semana. Essa técnica é eficaz porque permite que o paciente possa fazer em qualquer lugar, seja no trabalho, em casa, na rua, e proporciona um alívio imediato e evita a explosão de comportamentos impulsivos (VERA; VILA, 2002).

A checagem do humor foi corporificada durante todo o tratamento, fazendo com que a paciente monitorasse e percebesse as mudanças que iam acontecendo ao longo do processo terapêutico.

Gráfico 1 – Checagem do Humor

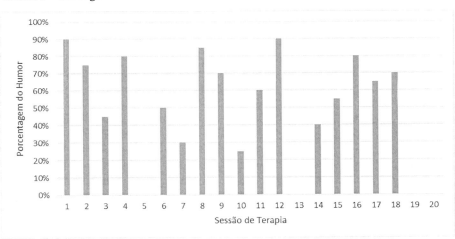

Fonte: os autores (2024)

O desenvolvimento da **Lista de qualidade positivas** (GOTTMAN; GOTTMAN, 2014) teve o propósito de auxiliar a paciente a identificar seus pontos fortes, uma vez que trazia para a terapia aspectos muito negativos a respeito de si mesma. Ao ser levada a identificar suas qualidades até então encobertas pelas distorções de si mesma, ela mesma foi capaz de visualizar características favoráveis que pudessem servir de alicerce para as percepções negativas que tinha no contexto (BECK, 2022).

Foi solicitado à paciente que, diante das características lidas pelo terapeuta, respondesse com sim ou não, sendo representado pela letra S ou N. Conforme o exposto no Quadro 2, nota-se número reduzido de respostas afirmativas em relação às respostas negativas apresentadas pelo sujeito, porém, o suficiente para levar a paciente a acreditar e se redescobrir como indivíduo.

Quadro 2 – Listas de qualidades positivas

1. Carinhosa	N	24. Alegre	N	47. Gentil	N
2. Sensível	N	25. Regrado	N	48. Prático	N
3. Corajoso	N	26. Amável	N	49. Vigoroso	N
4. Ponderado	N	27. Elegante	N	50. Espirituoso	N
5. Generoso	N	28. Preocupada	S	51. Descontraído	N
6. Leal	S	29. Um grande amigo	S	52. Bonito	N
7. Verdadeiro	N	30. Entusiasmado	N	53. Bem apessoado	N
8. Forte	N	31. Planejador	N	54. Intenso	N
9. Com inveja	N	32. Comprometido	N	55. Calmo	N
10. Sensual	N	33. Envolvido	N	56. Animado	N
11. Determinado	N	34. Expressivo	N	57. Um grande parceiro	S
12. Criativo	N	35. Ativo	N	58. Uma grande mãe	N
13. Imaginativo	N	36. Cuidadoso	N	59. Assertivo	N
14. Divertido	N	37. Reservado	N	60. Protetor	N
15. Atraente	N	38. Aventureiro	N	61. Doce	N
16. Interessante	N	39. Receptivo	N	62. Resiliente	N
17. Solidário S	N	40. Confiável	S	63. Afável	N

18. Engraçado	N	41. Responsável	N	64. Flexível	N
19. Atencioso	N	42. Receptivo	N	65. Compreensível	N
20. Afetuoso	N	43. Acolhedor	S	66. Completamente tolo	N
21. Organizado	N	44. Amoroso	N	67. Tímido	N
22. Habilidoso	N	45. Viril	N	68. Vulnerável	N
23. Atlético N	N	46. Bondoso	N		

Fonte: adaptado de Gottman; Gottman (2014)

A partir do preenchimento da tabela foi solicitado que a paciente escrevesse em folha de papel as respostas que colocou (S), sendo estas características que predominam seus pontos fortes; ou seja, é uma pessoa leal, solidária, amiga, confiável, acolhedora, receptiva, parceira embora, tímida, vulnerável e preocupada. O exercício sobre sua experiência e o que sentiu frente a tarefa executada levou a paciente a perceber que tem pontos positivos a seu favor que se sobrepõem as vulnerabilidades e as preocupações.

Outra técnica utilizada foi o **Questionamento socrático** realizado por meio da confrontação feita por perguntas abertas que levem o indivíduo a entender seus próprios problemas do campo da emoção para a racionalização e ressignificação de problemas. "Assim, o questionamento socrático em psicoterapia difere do que Sócrates realmente faria com alguém cuja mente estava tentando mudar" (WALTMAN *et al.*, 2023). Waltman *et al.* (2023) sugeriram que talvez as expressões diálogo socrático Beckiano sejam descrições mais precisas do processo, e que o princípio que o orienta é chamado de descoberta guiada ou empirismo colaborativo. A aplicabilidade dessa técnica levou a paciente a entender melhor a funcionalidade de seus pensamentos e o significado que esses pensamentos disfuncionais acarretam sua vida.

O questionamento socrático também é descrito se referindo como **descoberta guiada**, e aponta como uma das habilidades mais difíceis de serem aprendidas pelos terapeutas iniciantes no campo da TCC. O autor estaca a importância dos terapeutas desenvolverem essa habilidade, convencido de que essa ferramenta é uma das principais técnicas eficazes e eficientes. O questionamento socrático dentro dessa abordagem conduz o paciente a reconhecer as distorções de pensamentos por meio de reflexões mediante perguntas diretivas como: o que passa na sua cabeça? Qual evidência você tem que foi seu marido quem escondeu seus documentos? Você o viu escondendo sua carteira de trabalho? (WALTMAN *et al.*, 2023).

O **Dicionário das emoções** também foi aplicado. Apesar de ser um recurso desenvolvido para trabalhar com público infantil, seu uso nesse processo foi de grande valia por apresentar uma leitura didática, ilustrada e vocabulário acessível para pessoas de baixa escolaridade. Caminha e Gusmão (2022, p. 2), destacam que a elaboração do emocionário surgiu de muitos anos de trabalho com criança e adolescentes com o "objetivo de levar um conhecimento proficiente, de domínio do processo emocional para as crianças, famílias, educadores, enfim a todo o ser capaz de ser empático". A empatia não quer dizer que temos que gostar de todas as pessoas, mas significa termos capacidade se sermos tolerantes com as diferenças, aceitarmos e sermos aceitos como somos tanto pela cor da pele como pelas escolhas de vida, sem necessitarmos destruir ou atacar os diferentes.

Nesse contexto, o emocionário foi útil pois possibilitou que a paciente pudesse refletir sobre seu comportamento de ataques de raiva e comparação que fazia entre as filhas, onde por diversas vezes apareceu o relato: "fiquei com a pior filha. A filha tal é melhor que a fulana, é mais estudiosa, não me dá problema, etc (sic). A empatia é fundamental pois é ela que faz com que o indivíduo se torne consciente de si mesmo e torne capazes de perceber, entender, conhecer, aceitar e validar as emoções (CAMINHA; GUSMÃO, 2022). Essa atividade foi desenvolvida utilizando simbolicamente um varal com camisetas penduradas na cor verde e vermelha, sendo que a cor verde representa as emoções agradáveis (alegria, amor) e as vermelhas desagradáveis (tristeza, medo, raiva, nojo).

O **Baralho terapêutico** e a **Caixinha Antidepressão** (BARBOSA, 2019), são instrumentos bastante utilizados na prática da terapia cognitivo comportamental, neurociência e psicologia evolutiva, compostos por 100 cartas. Foram trabalhados os seguintes temas:

- **Autossugestão**, onde a paciente deveria criar uma frase para melhorar seus pensamentos negativos. A escolha foi: "Eu vou conseguir". Repetir e mentalizar até chegar ao evento desejado.

- **Foco no que você quer**, foi outro tema tratado com cartas do baralho, sendo mencionado o desejo de ser uma mãe melhor, arrumar um trabalho e voltar a estudar, orientado para focar em seus objetivos e traçar metas claras.

- **Imagens guiadas,** teve como objetivo fazer com que a paciente começasse a refletir sobre lembranças boas e para que começasse a ter outro foco e fugir dos pensamentos ruins que a atrapalhava. Ex: ficava o tempo todo ruminando o passado.

Pela dificuldade de expressar afeto, foi escolhido um cartão que fala sobre a **gratidão,** sendo essa palavra dita pelo autor como poderosa no desenvolvimento de habilidades transformadoras associadas ao bem-estar, felicidade e qualidade de vida. A tarefa consistia em escolher sete pessoas, sendo uma por semana para expressar verbalmente "eu te amo" e porque ama.

Os **Cartões de enfrentamento,** segundo Knapp (2004), é um resumo que pode ser utilizado de diferentes formas, um bilhete, um bloco, uma agenda; e pode ser usado em qualquer situação em que o paciente enfrenta dificuldade, no caso da paciente "A". Esse recurso foi por meio de *post it* com orientações a respeito de rotina, tendo em vista a dificuldade de organização em tarefas diárias. Mensagens positivas foram escritas, como: sou capaz, eu consigo, vou prestar mais atenção nos pensamentos, vou melhorar, quando fico irritada vou contar até 10.

Sobre a **Mudança de comportamentos,** foi solicitado à paciente para que fizesse uma reflexão sobre os prós e contras de modificar comportamentos hostis que tem em relação as filhas. A partir deste exercício foi sugerido que saísse com as filhas para tomar um sorvete, fazer um lanche, com o objetivo de estreitar laços afetivos entre elas, e com intuito de fortalecer vínculos maternos uma vez que mencionava com frequência que queria ser uma mãe melhor – Quadro 3.

Quadro 3 – Prós e contras da modificação de comportamentos

Prós de mudar	Contras de mudar
→ Talvez teria mais paciência com as meninas. → Teria mais tranquilidade. → Dormiria melhor	→ Medo de não conseguir
Prós de permanecer igual	**Contra de permanecer igual**
→ Perder o controle	→ Piorar ainda mais o relacionamento com as meninas.

Fonte: os autores (2024)

A paciente relatou que essa atividade lhe proporcionou momentos de interação e prazer, coisa que não sentia há muito tempo, e que a motivou a ter um olhar mais fraterno e entender um pouco mais sobre o sentimento de gratidão por poder proporcionar para as meninas coisas simples e com significado, e que isso a fez pensar em mudanças de atitude em relação a seu comportamento hostil com as crianças.

RESULTADOS

Durante o processo terapêutico, a paciente "A" conseguiu fazer os treinos de respiração e relaxamento, os quais trouxeram um maior equilíbrio dos sintomas físicos que sentia ao estar ansiosa, bem como ajudou a manter o controle dos impulsos. Outro ponto importante foi o resgate de sua autoestima onde houve mudanças significativas em relação ao seu comportamento impulsivo frente a situações que fugiam de seu controle. Exemplos disso foram a expressão por parte da paciente de que hoje já não e sente um lixo, está mais calma, sai com as filhas, sabe lidar melhor com as situações conjugais, já não tem sentimentos negativos como raiva e ódio. Além disso, a escola tem dado informações de que o comportamento das meninas tem melhorado. Isso fez "A" perceber que ficava feliz e que a partir do momento que ela mudou de atitude, as filhas também mudaram e melhoraram o comportamento.

"A" concluiu que após o curso de "pequenos reparos", na área da construção civil, foi contratada por uma empresa local, parou de fumar, está mais centrada em relação aos cuidados pessoais, deu início ao tratamento dentário e ficou de procurar curso de dança em programa comunitário e tem propósito de concluir os estudos. Refere que já consegue cuidar dos afazeres domésticos e tem consciência que não está completamente bem, mas já consegue se cuidar sozinha.

De acordo com a aplicação da Escala de Hamilton o resultado foi comparado com a atual percebe-se que a paciente teve boa evolução. Na escala anterior obteve pontuação 26 pontos que classifica como grau de ansiedade moderada a grave. Na escala atual aplicada no final do atendimento a pontuação mensurada foi 13 pontos, indicando sintomatologia leve de ansiedade – Gráfico 2.

Gráfico 2 – Escala de ansiedade de Hamilton

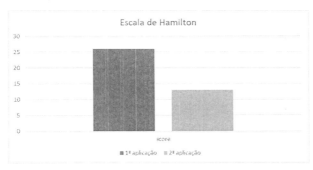

Fonte: os autores (2024)

Ao confrontar os resultados contidos no Gráfico 3, constata-se mudanças relevantes praticamente em todos os itens, sendo o inventário de crenças centrais negativas um instrumento que possibilita averiguar o indivíduo em cada item avaliado, podendo, por meio dos escores, serem mensurados quantitativamente. O declínio na pontuação mostra melhora no que tange as crenças centrais negativas em relação a percepção que tem sobre si e sobre os outros.

Gráfico 3 – Inventário de Crenças Centrais Negativas

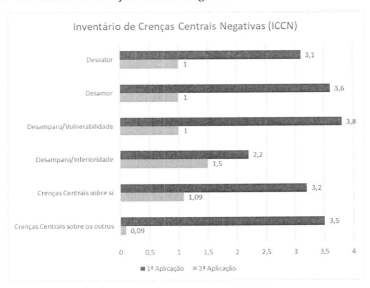

Fonte: os autores (2024)

O Inventário de Depressão de Beck – BDI-II aplicado no início do tratamento apontou grau significativo de depressão, com escore de 52 pontos, revelando depressão grave. Ao final do tratamento o BDI-II mostrou uma queda significativa baixando a pontuação para um escore de 13 pontos apontando grau de intensidade mínimo.

Gráfico 4 – Inventário de Depressão de BECK

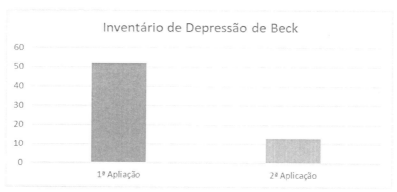

Fonte: os autores (2024)

Já o Inventario de ansiedade permitiu verificar uma redução da ansiedade de 54 pontos para 47 pontos, o que demonstra que a paciente conseguiu aprender a gerenciar seus sintomas.

Gráfico 5 – Inventário de Ansiedade de BECK

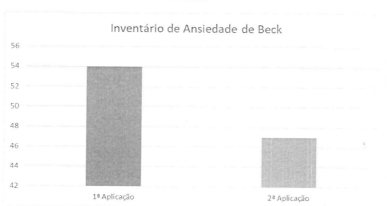

Fonte: os autores (2024)

CONSIDERAÇÕES FINAIS

A Terapia cognitivo comportamental se mostrou eficaz no caso de "A". A autoavaliação da paciente ao emitir *feedback*, as observações realizadas pela terapeuta durante todo o processo e, sob ótica das assistentes sociais do CREAS e a pontuação mensurada por meio dos instrumentos (escalas), pode- se afirmar o quanto o trabalho realizado dentro desta abordagem foram eficazes na redução dos sintomas depressivos e ansiosos.

A relação terapeuta paciente resultou na ressignificação de pensamentos, disfuncionais, desta forma, foi angariando recursos internos significativos que propiciasse às mudanças de hábitos e consequentemente dando um novo viés, que pudesse vivenciar suas inquietações de maneira mais saudável. A condução do caso com técnicas apropriadas, empatia, respeito e vivencias, deu a paciente um novo olhar sobre si, sobre o outro e sobre o mundo.

Ressalta-se que a motivação, desejo e a resiliência, foram companheiros fiéis que contribuíram para o sucesso terapêutico, essa vertente, possibilitou novas aprendizagens rumo ao funcionamento mental, com características mais confiante que a conduziram a melhorar a autoestima, encorajando a enfrentar novos desafios.

REFERÊNCIAS

AGOSTINHO, T. F. DONADON, M. F, BULLAMAH, S. K. **Terapia cognitivo-comportamental e depressão**: intervenções no ciclo de manutenção. 2019. Revista Brasileira de Terapias Cognitivas, v.15. p. 59-65.

APA- AMERICAN PSYCHIATRIC ASSOCIATION. **Manual diagnóstico e estatístico de transtornos mentais**: DSM-5. 5. ed. Trad. Daniel Vieira. Porto Alegre: Artmed, 2023.

BARBOSA, A. **Caixinha Antidepressão**. 1. ed. São Paulo: Matrix, 2019.

BARLOW, D. H. **Manual Clínico dos Transtornos Psicológicos**. 5 ed. Porto Alegre: Artmed, 2016.

BECK, A. T; STEER, R. A.; BROWN, G. K. **BDI-II**: manual do inventario de depressão de Beck. São Paulo: Pearson Clinical Brasil, 2011. 156p.

BECK, Judith S. **Terapia cognitivo-comportamental**: teoria e prática. 3. ed. Porto Alegre: Artmed, 2022. 411 p.

BECK, A. T. STEER, R. A. **BAI** – Inventário de ansiedade. 1. ed. Adaptação Lucas de Francisco Carvalho, Carina Chaubet D' Alcante Valim. São Paulo: Hogrefe, 2023.

CAMINHA, Renato M., GUSMÃO, Marina. **Emocionário**: dicionário das emoções. 2.ed. Novo Hamburgo: Sinopsys, 2022.

CABALLO, Vicente. **Manual para o Tratamento Cognitivo-Comportamental dos Transtornos Psicológicos**: transtornos de ansiedade, sexuais, afetivos e psicóticos. São Paulo: Santos, 2003.

CABALLO, Vicente. **Manual para avaliação clínica dos transtornos psicológicos:** estratégias de avaliação, problemas infantis e transtorno de ansiedade. São Paulo: Santos, 2012.

GOTTMAN, J., & GOTTMAN, J.S. **Level 2 clinical training**: Gottman method couples therapy. Seattle, WA: Gottman Institute. 2014.

GREENBERGER, D., PADESKY, C. A. **Mind over mood**: change your feel by changing de way you Thing. 2. ed. New York: The Guilford Press, 2015.

HAMILTON, M. **The assessment of anxiety states by rating**. British journal of medical psychology. 32 (1), 50-55, 1959.

IAMIN SOLANGE REGINA SIGNORI. **Mudando o caminho da ansiedade**. 2 ed. Curitiba: Appris 2015

KNAPP, P. **Terapia Cognitivo-comportamental na prática clínica**. Porto Alegre: Artmed, 2004.

LAZARUS, A. A. **Brief but comprehensive psychotherapy**: The multimodal way. Springer Publishing Co. 1997.

RANGÉ, B. *et al.* **Psicoterapias Cognitivo-Comportamentais**: Um Diálogo com a Psiquiatria. 2. ed. Porto Alegre: Artmed, 2011.

RELVAS, Marta Pires: **Neurociências e transtornos de aprendizagem**: as múltiplas eficiências para uma educação inclusiva – 7 ed. Rio de Janeiro: Wak Editora, 2022.

SILVA FILHO, F. F. DA., MOURA, J. B.., TERMINELIS, J. R. DE M. B.., & SILVA, R. T. DA. (2024). **O papel da terapia cognitivo comportamental (tcc) no tratamento do estresse, ansiedade e depressão**. Epitaya E-Books, 1(57), 49-78. Disponível em https://doi.org/10.47879/ed.ep.2024991p49.

VERA, M.N.; VILA, J. **Técnicas de relaxamento**. 2002. *In:* CABALLO, V.E. (org.), Manual de técnicas de terapia e modificação do comportamento. 2 ed., São Paulo, Santos Editora, p. 147-165.

PERGHER, Giovanni Kuckartz; STEIN, Lilian Milnitsky. **Entrevista cognitiva e terapia cognitivo-comportamental: do âmbito forense à clínica**. Revista Brasileira de Terapias Cognitivas. Rio de Janeiro, v.1, n.2, p. 11-20, dez. 2005.

WALTMAN, Scott; CODD III, R. Trent; MCFARR, Lynn M.; MOORE Bret A. **Questionamento Socrático para Terapeutas**: aprenda a pensar e a intervir como um terapeuta cognitivo-comportamental. Porto Alegre: Artmed, 2023. 287 p.

WHO- WORLD HEALTH ORGANIZATION. **ICD-10 Version: 2019**. Disponível em: https://icd.who.int/browse10/2019/en. Acesso em 23 fev. 2024.

CAPÍTULO 6

LUTO: UMA PERSPECTIVA DA TERAPIA COGNITIVO-COMPORTAMENTAL

Lourdes de Jesus Madureira Ferreira
Solange Regina Signori Iamin
Mauricio Wisniewski

INTRODUÇÃO

No ciclo da vida frequentemente as pessoas enfrentam perdas significativas e inevitáveis como a perda de um filho, experimentando um sentimento chamado de luto.

No passado, observa-se que houve (e ainda há) muitas formas de perceber a morte. Nesse sentido, cabe expor que cada cultura abrange inúmeras representações do significado da morte. Hoje a morte ainda é vista como um tabu, cercada por mistérios, crenças, e, independentemente de suas causas ou formas, ocorrem frequentes negações sobre esse tema obscuro e encoberto, um assunto do qual não podemos fugir, pois mais cedo ou mais tarde vamos nos deparar com isso em nossas vidas (COMBINATO; QUEIROZ, 2006).

Diante disso, geralmente as pessoas não estão preparadas para lidar com a finitude humana, o que torna mais difícil e delicada a aceitação do encerramento do ciclo da vida (BARBOSA, 2006).

Uma pessoa enlutada pode desencadear sintomas emocionais, comportamentais, cognitivos e físicos. Os sintomas emocionais estão ligados a tristeza profunda, culpa, ansiedade e solidão, já os sintomas comportamentais, são o choro, a falta de concentração, entre outros. Os sintomas cognitivos se apresentam como preocupações, descrença, confusão mental e as vezes até alucinações. Os sintomas físicos que surgem estão relacionados a falta de disposição, falta de ar, maior sensibilidade a ruídos entre outros (ZWIELEWSKI; SANT'ANA, 2016).

Todos estes sintomas podem ser tratados e manejados por meio de técnicas eficazes da terapia cognitivo comportamental. Ressalta-se que em alguns casos, quando o luto se torna patológico é necessário a intervenção farmacoterápica com acompanhamento médico.

Leal (2020) comenta que a Terapia Cognitivo-Comportamental (TCC) é eficaz no tratamento do luto. Fica evidenciada que tal abordagem pode ser muito útil para o tratamento de pacientes com patologias decorrentes do luto, já que tal abordagem é eficaz para correção de distorções no modo de pensar dos pacientes, com as mais diversas patologias:

> O ponto de partida do tratamento na TCC parte da fonte do sofrimento do paciente, a partir das distorções que aparecem na forma de o sujeito pensar sobre si mesmo, e sobre o mundo. E um dos objetivos é a correção dessas distorções que formam o problema, e também mostrar ao paciente formas eficazes para que enfrente os problemas. O tratamento se baseia em uma compreensão de cada paciente, onde suas crenças e padrões de comportamento são identificados. Para que a melhora seja efetiva, o terapeuta trabalha com a tríade cognitiva, que são as crenças do paciente sobre si mesmo, sobre o seu mundo e sobre outras pessoas (p. 4).

Neste capítulo, será abordada a eficácia da Terapia Cognitivo-Comportamental (TCC) no tratamento das patologias decorrentes do luto, com enfoque no caso de um pai que perdeu seu filho. Este último, tragicamente, faleceu em um acidente enquanto dirigia um trator e sofreu um ataque fulminante. Será analisado a contribuição da Terapia Cognitiva Comportamental (TCC) para o processo de luto na perda repentina de um ente querido. Oferecer suporte e intervenções terapêuticas para auxiliar o pai a lidar com sua dor e a enfrentar os desafios emocionais decorrentes dessa perda devastadora. O objetivo deste trabalho é o de analisar e investigar, através de aplicação de técnicas e estratégias da Terapia Cognitivo-Comportamental, a eficácia deste tipo de tratamento em pessoas em processo de luto.

APRESENTAÇÃO DO CASO CLÍNICO

J. 57 anos, foi encaminhado para tratamento psicológico relacionado ao luto da perda do filho. J. relata estar inconformado por esta perda. J. é casado, pai de três filhos e exerce a função de pequeno pecuarista. Apresentou-se muito choroso e relatou que tem tido insônia depois do falecimento do filho, ocorrido em junho de 2023. O filho de 28 anos estava dirigindo um trator de sua propriedade, vindo a sofrer um infarto fulminante(conforme atestado por médico legista), morrendo no local. O trator, com seu filho dentro, só parou quando tombou em uma fossa dentro da propriedade. Comentou ainda que seu filho sofreu durante anos de convulsão. Relatou que o filho levava seu nome e ainda, nasceu na data de seu aniversário. O filho falecido era o segundo e o único que se interessou em acompanhar as atividades do pai na propriedade. Teceu comentários que o referido filho era uma pessoa educada, afetiva e tinha muitos sonhos para realizar. Informou que o falecido era casado, tinha uma filha de três anos de idade, e trabalhava onde residia ao lado do imóvel do pai. J. relata que tenta passar o tempo dando continuidade ao trabalho, algo que não tem sido fácil após a perda, em razão de sentimentos relacionados ao filho, pois este era seu companheiro de trabalho e seu conselheiro. De modo semelhante, queixa-se de dificuldade em dormir, porém nega qualquer quadro de ansiedade ou alteração alimentar. O paciente comentou que colocou uma cruz de madeira no local do falecimento do filho. J. relata que sente muita culpa devido a morte do filho, por acreditar que se não estivesse no telefone naquele momento, no qual realizava a compra de produtos para a chácara, poderia ter salvado o mesmo. Também acha que a morte poderia ter sido evitada caso o filho não estivesse trabalhando com ele e sim em outra área. J. apresenta sintomas de dificuldade em conciliar o sono, choro constante, cansaço, fadiga e anedonia, assim como, ausência de disposição para trabalhar, devido ao sentimento de culpa por não conseguir salvar o filho.

Neste capítulo, observou-se que, contrariando o mito de que as mães sofrem mais durante o processo de luto (FREITAS; MICHEL, 2014) verificou-se que o sofrimento do pai foi comparável ao da mãe. Este resultado destaca a importância de reconhecer e validar as diferentes experiências emocionais enfrentadas por ambos os pais diante da perda.

MÉTODOS DE AVALIAÇÃO

Foi realizada uma entrevista semiestruturada seguindo o DSM--5-TR (APA, 2023) para identificar o processo do luto. Também foram aplicados alguns questionários (BAI e BDI-II) (BECK, 2023) para avaliar a ansiedade e depressão no luto, tendo em vista os sintomas relatados por J. Foram aplicados no início e no final do tratamento, o inventário de ansiedade (BAI) e depressão (BDI-II). O BAI apresentou um escore de 24 pontos na primeira aplicação, o qual indica uma ansiedade moderada e uma pontuação de 16 pontos ao final da terapia, indicando ansiedade leve. O inventário de depressão (BDI – II) apresentou um escore de 27 pontos na primeira aplicação, indicando depressão moderada a severa e na segunda aplicação o escore foi de 22 pontos que ainda indica depressão moderada a severa. Além da avaliação da psicologia e da aplicação dos questionários, ainda houve avaliação com psiquiatra, que prescreveu antidepressivo e ansiolítico.

No que se refere aos transtornos depressivos, o DSM-5-TR (APA, 2023) afirma que:

> A resposta a uma perda significativa (ex: luto, ruína financeira, perdas por desastre natural, doença médica grave ou incapacidade) podem incluir sentimentos de tristeza intensos, ruminação acerca da perda, insônia, falta de apetite e perda de peso (p. 183).

Após a avaliação e tendo identificado episódios de depressão e ansiedade foi dado o início ao tratamento com a aplicação de técnicas e estratégias da TCC.

INTERVENÇÃO CLÍNICA E TÉCNICAS UTILIZADAS

As intervenções foram direcionadas a trabalhar o luto, a ansiedade e depressão decorrente deste processo de enlutamento, em como reestruturar pensamentos disfuncionais relacionados a culpa pela morte do filho e a aceitação da passagem do luto com o menor sofrimento possível.

Foi realizada a **Psicoeducação**, tendo em vista que esta é uma técnica importante e tem a função de orientar o paciente em diversos aspectos, seja a respeito das consequências de um comportamento, na construção de crenças, valores, sentimentos e como estes repercutem em sua vida e na dos outros, bem como nortear um paciente e sua família quanto à existência ou prevalência de doenças, sejam elas de ordem física, genética ou psicológica (BECK, 2013).

Para J. a Psicoeducação foi direcionada as etapas do luto bem como sobre a importância do uso da medicação e da psicoterapia tendo em vista a resistência que o mesmo apresentava para se incorporar ao processo terapêutico. Assim ele foi convidado a participar da *roda de conversa e/ou grupo terapêutico de pais enlutados* (esta é uma atividade oferecida pela secretaria da saúde do município onde mora J.). Foi explicado sobre o funcionamento do grupo. No início foi resistente comentando que viria, mas não falaria nada por ter vergonha de expor seus sentimentos. A terapeuta acolheu esta fala e lhe comentou que não havia necessidade de falar caso não quisesse. Porém, acabou compartilhando toda a história e o trágico acidente que levou seu filho à morte, emocionando-se profundamente durante o encontro. Os demais presentes também se manifestaram, relatando como perderam seus entes queridos, alguns em acidentes de carros e outros devido ao câncer. O ambiente se tornou um espaço de compartilhamento de dores, experiências e acolhimento mútuo.

Biblioterapia: foi utilizada como forma de prover informações sobre as situações vivenciadas pela pessoa naquele momento do processo terapêutico. A compreensão do seu sofrimento colabora para o alivio das angústias e se torna estímulo às emoções mais positivas. Neste sentido, a biblioterapia pode ser indicada como auxiliar no desenvolvimento e na recuperação da saúde mental das pessoas, pois permite que o leitor faça comparações de suas próprias emoções com as dos outros (BENEDETTI, 2008). Levando isso em consideração, foi indicado a J. a leitura de livros relacionados ao enfrentamento do luto (Sobre a morte e o morrer de Elisabeth Kubler Ross, 2017) e (A morte é um dia que vale a pena viver de Ana Cláudia Quintana Arantes, 2019), bem como, assistir vídeos sobre como enfrentar o luto.

Após a aplicação da biblioterapia o paciente apresentou melhora em relação aos pensamentos disfuncionais que apresentava anteriormente (conforme citado acima), em razão do maior entendimento que adquiriu com as leituras realizadas, uma vez os livros indicados passavam por análise criteriosa da psicóloga, para identificar as obras que melhor se enquadravam no caso concreto do paciente. Como exemplo disso, pode-se citar os dois livros referidos acima, que fazem o leitor obter uma nova visão sobre a morte de um ente querido, trazendo, até mesmo, pontos de vista onde pode-se enxergar a morte como algo positivo em alguns aspectos.

Registro dos Pensamentos Disfuncionais: O RPD é um instrumento bastante utilizado para verificar quais pensamentos passaram pela mente do paciente diante de uma determinada situação e, a partir desses pensamentos, pode-se utilizar o questionamento socrático para argumentar com estes pensamentos (BECK, 1997). J. expressou pensamentos como "meu filho era tudo para mim, e agora a vida parece ter perdido o brilho". "Não há mais ânimo nem motivo para os churrascos dominicais, já que antes era o filho quem organizava". "Me sinto incapaz e fraco". Estes pensamentos foram reestruturados e à medida que a terapia ia acontecendo foram surgindo pensamentos como "compreendi que tenho que aceitar e seguir em frente", "tenho que ser forte para apoiar os outros filhos, minha esposa e minha neta, que também estão sofrendo e precisam de mim", "entendi que não poderia ter feito nada para evitar a morte do meu filho".

Percebe-se a partir destes novos pensamentos que J. conseguiu ressignificar os pensamentos disfuncionais, o que levou a uma melhor aceitação da perda.

Questionamento socrático: Os pensamentos automáticos são ditos inconscientes somente na medida em que não são previstos ou controlados pelo indivíduo, porém, nada impede que tais conteúdos se tornem conscientes (PADESKY, 2010). Nesse caminho, Beck (1997) afirma a necessidade de questionar as crenças do paciente, na qual o terapeuta teria êxito por meio do chamado empirismo colaborativo e por meio da técnica que denominou questionamento socrático (PADESKY, 2010). No caso de J. foi utilizado o questionamento socrático para lidar com os pensamentos e crenças disfuncionais. Ele relatou uma mudança em sua perspectiva: agora não dá valor a coisas insignificantes, pois aprendeu que a vida tem um valor muito maior do que qualquer objeto ou situação.

Técnica de respiração e relaxamento: O objetivo destas técnicas foi restabelecer o equilíbrio reduzindo os sintomas e obtendo maior controle sobre a ansiedade (FALCONE; OLIVEIRA, 2013). O estudo de Jacobson (1940) mostra a importância desta técnica para o bem-estar físico e psíquico da pessoa quando esta enfrenta situações ansiógenas e refere que ao manter as técnicas de relaxamento e respiração o organismo vai adquirindo um fortalecimento imunológico. A **Técnica de Respiração Diafragmática** é muito utilizada em TCC, e tem mostrado eficácia nos transtornos de ansiedade. Também foi utilizado a **Técnica de Relaxamento**, cujo objetivo foi relaxar após passar por uma situação estressante, restituindo o equilíbrio mental e físico ao organismo, instrução verbal:

1. Dirigir o ar inspirado para a parte inferior dos pulmões;

2. Colocar uma mão abaixo do umbigo e a outra em cima do estômago;

3. Dirigir o ar para a parte inferior do abdômen, levantando a mão colocada abaixo do umbigo;

4. Tentar levantar o peito ou a mão em cima do estômago;

5. Sinta o movimento da sua barriga.

Possíveis resultados: Melhora da ansiedade, estresse, crises de pânico, depressão, insônia e tensões musculares (CONCEIÇÃO; BUENO, 2020).

Acompanhamento Terapêutico (AT): esta técnica é determinada como uma estratégia de cuidado, que é efetivado por uma pessoa, geralmente um psicólogo ou estudante de psicologia, que vai fazer a intervenção por meio da palavra e da ação, em situação reais e no local onde o paciente estiver, contribuindo na incorporação ou na busca de recursos para adaptar, atenuar, enfrentar ou, até mesmo, superar o mal-estar físico e os psíquicos, causados pelos sintomas de ansiedade (IAMIN, 2013). O acompanhamento terapêutico contribui na criação e recomposição de condições que tornem a difícil tarefa de administrar o tratamento, mais amena, possibilitando a pessoa que apresenta um problema encontrar motivação, harmonia e equilíbrio para manter as ações necessárias de enfrentamento ao seu medo, sua preocupação, sua insegurança ou dúvida. (IAMIN, 2013).

No caso de J. o acompanhamento terapêutico, foi realizado para fazer uma abordagem mais profunda em relação a observação dos relatos feitos por ele durante as sessões e também pela fala de J. que tinha a intenção de desistir do tratamento psicoterapêutico, pois relatava que a chácara ficava longe da cidade e seria difícil seguir com o tratamento. Assim a terapeuta propôs ir com a equipe de saúde até ele. O AT foi realizado na chácara de J., situada a 25 km na área rural da cidade. Além da terapeuta, um enfermeiro acompanhou para fazer a verificação da sintomatologia e uso da medicação. Na residência estavam presentes sua esposa e o filho mais novo. A família mostrou o altar na sala, decorado com imagens religiosas e uma foto ao meio do altar do filho falecido. A esposa de J, em constante estado de choro, a qual também está em tratamento psiquiátrico e psicológico.

J. nos conduziu até o local onde seu filho estava operando um trator e sofreu um infarto fulminante, resultando em sua morte. Ele expressou profundo remorso, sentindo que se não tivesse insistido para que o filho trabalhasse na propriedade, a tragédia poderia ter sido evitada. Em frente à sua casa, está a residência onde o filho vivia com a esposa e a filha de três anos. J. mencionou o desejo de mudar a cor da casa, na esperança de diminuir um pouco as lembranças dolorosas, pois a nora e a neta se mudaram de cidade após o ocorrido.

Além disso, J mostrou um trailer em frente à propriedade, onde seu filho administrava um negócio de alimentos e bebidas, obtendo bons lucros com as vendas, o qual mencionou o desejo de vender o trailer. Ele descreveu o filho falecido como alguém extremamente organizado, inteligente, afetuoso, honesto e trabalhador, sempre pronto a oferecer uma palavra amiga a quem precisasse. O filho ainda tinha muitos sonhos a serem realizados, o que aumentava ainda mais a dor da perda. J. compartilhou que sente que sua vida perdeu o sentido e mencionou o desejo de vender a propriedade e recomeçar em outro lugar. Ele já vendeu o trator no qual seu filho estava no dia de sua morte, como uma forma de lidar com a tragédia.

Posteriormente a este AT, J. se engajou melhor na terapia, tendo em vista, que após esses atendimentos em domicílio, o autor apresentou um estreitamento em seu vínculo com a sua terapeuta, sentindo-se encorajado para continuar com a terapia. Devido a isso, o paciente que anteriormente relatava a vontade de desistir dos atendimentos, retornou a sentir ânimo para a continuidade de seu tratamento e, com isso, permaneceu até o fim, conseguindo apresentar uma melhora significava nos sofrimentos psicológicos que o incidente lhe causou, quando comparado com o início de suas sessões.

Superando o luto: J. costuma ir ao cemitério para prestar homenagens ao filho, levando flores e dedicando um tempo para orar. Essa prática é uma rotina semanal para ele. J. mencionou que após realizar esses rituais, sente-se reconfortado, pois é uma maneira de se sentir mais próximo do filho, proporcionando-lhe uma sensação de conexão mesmo após sua partida. Este relato é importante pois J. passou pelas etapas do luto e está superando e seguindo com as atividades e com sua vida pessoal, familiar e laboral. Ao analisar o processo de luto de J. percebe-se que passou pelas seguintes etapas:

1. **Negação e isolamento**: A aparência de J. no início da terapia refletia desânimo e tristeza. Ele compartilhou que a motivação para trabalhar havia diminuído drasticamente, assim como o

interesse em sair de casa. Sua saída se limitava ao estritamente necessário, pois não encontrava mais prazer em atividades que antes lhe eram significativas. Ele sempre mencionava que seu filho não merecia um fim tão trágico e prematuro, e isso gerou constante reflexão e dúvida. Ele não podia acreditar que o filho realmente havia morrido naquelas condições.

2. **Raiva**: em um primeiro momento após a perda houve a raiva de Deus e a perda na fé. Após dez sessões expressou um retorno à crença em Deus, embora ainda se questione incessantemente sobre a morte de seu filho.

3. **Barganha**: Esta etapa ficou evidenciada por diversas falas do paciente, como: "eu faria qualquer coisa para o meu filho viver", "se eu soubesse que isso iria acontecer seria mais tolerante com coisas insignificantes, hoje vejo que nada é mais importante que a vida do meu filho". "Se não estivesse trabalhando comigo isso não teria acontecido, sinto um pouco culpado por isso". "O pai deveria morrer antes do filho".

4. **Depressão**: Ele relatou que toda a família perdeu o sentido da vida e não encontrava prazer em nada, apenas continuavam com as atividades diárias porque era necessário. Quando se reuniam em casa, as emoções transbordavam e todos choravam intensamente, ainda incapazes de aceitar completamente a situação. Era perceptivo a tristeza na aparência de J.

5. **Aceitação**: O paciente demonstrava sinais de cansaço e anedonia, porém mencionava sentir-se melhor à medida que a terapia ia avançando. Afirmou que, graças à medicação, conseguia dormir melhor e seu apetite havia aumentado. Apesar de ainda enfrentar prejuízos na pecuária, ele revelou que isso não estava mais lhe causando preocupação. Sua nora concordou em vender o trailer e mudar a cor da casa na tentativa de suavizar as lembranças, já que a visão da residência e do local remetiam constantemente ao filho falecido. Essa iniciativa buscou diminuir a dor da perda que era inevitável ao olhar pela janela ou sair para fora de casa.

J. mencionou estar mais consciente de que não adiantava alimentar pensamentos suicidas, culpa e preocupações, embora ainda houvessem dias em que se sentisse triste e emotivo. Ele buscou distrair-se com o trabalho e encontrou apoio em seus filhos e netos, o que o ajudou a seguir adiante. Ao término das sessões, expressou sua gratidão pela oportunidade de ter alguém para ouvi-lo e acolhê-lo sem julgamentos. Este apoio e acolhimento foram importantes para ele, pois o ajudaram a enfrentar os momentos difíceis e a lidar com a dor da perda de seu filho.

Solução de Problemas: O objetivo desta técnica é incentivar o paciente a identificar os problemas, tanto os problemas que ele enfrentou na semana e que ainda lhe causam sofrimento e os que ele prevê para as semanas seguintes e colocá-los em pauta. O psicólogo deve incentivar o paciente a imaginar possíveis soluções para seus problemas, tem ainda como objetivo a criação de alternativas, fazendo com que todas as soluções estejam disponíveis (BECK, 2013).

No caso de J. ele comentou que apesar do enlutamento estava conseguindo encontrar solução para os problemas. Um deles foi tomar as medidas legais para organizar o inventário. Assim, ele aguardava a Certidão de Óbito e a decisão judicial para realizar a partilha dos bens, especialmente para sua neta de três anos, que perdeu o pai. Esses processos são parte do desafio que ele enfrentou para cuidar do legado de seu filho e garantir o melhor para sua neta.

Entrevista Devolutiva: É um momento de troca, deve-se permitir ao paciente questionar dados, expressar seus sentimentos, pensamentos e dúvidas. Na entrevista devolutiva, foi observado que o J. teve uma melhora significativa ao longo das sessões psicoterapêuticas. Participou ativamente das doze sessões, todas com no mínimo uma hora de duração, justificava-se devido à distância de sua propriedade pecuária em relação à cidade e à sua falta de tempo, optamos por realizar as sessões psicoterapêuticas mais longas e fazer o AT. Durante esse período, todas as dúvidas e perguntas de J. sobre o luto foram respondidas. Também foi explicado a ele que, se desejasse, poderíamos indicá-lo para dar continuidade com outra profissional psicóloga, tendo em vista que meu trabalho encerraria com o término da pós-graduação, porém J. respondeu que se sentia muito melhor e não via necessidade de continuar e que daria sequência somente com o profissional psiquiatra devido ao uso da medicação. Ofereci-me para estar à disposição no caso de surgirem dúvidas futuras ou se precisasse de encaminhamento psicológico.

RESULTADOS

Os resultados do tratamento do luto foram positivos. J. expressou que o encontro com o grupo de pais foi reconfortante, encontrando neles indivíduos que compartilhavam da mesma dor. Ele manifestou o desejo de um dia conseguir aceitar com mais leveza a morte do filho, pois reconhecia a necessidade de sua presença para outras pessoas na família, especialmente suas netas, destacando o papel fundamental que desempenha para elas.

O paciente também mencionou ter removido a cruz de madeira do local onde seu filho faleceu. O acidente ocorreu dentro da propriedade, e a presença da cruz estava causando-lhe desconforto cada vez que a via. Ele expressou a intenção de plantar uma árvore ou flores no local, já que seu filho falecido tinha grande apreço por isso.

O paciente mencionou que, com a medicação prescrita pelo médico, conseguiu melhorar seu sono. J. expressou sentir-se em um estado emocional melhor, reconhecendo a necessidade de aceitar a realidade diante da compreensão de que a situação era inevitável. Ele e sua família revisitaram toda a história novamente, compartilhando os detalhes do acontecimento e concluíram que existe uma importância do apoio terapêutico bem como a valorização do registro da experiência da sua perda no contexto do livro, para que outras pessoas que estão passando a mesma dor, também possam se beneficiar através da leitura científica.

Além do relato do paciente, o teste de depressão BDI-II, apresentou, em ambas as aplicações, um resultado indicativo de depressão moderada. Na segunda aplicação, J. queixou-se de estar muito deprimido devido à proximidade do Natal, uma vez que essas datas comemorativas trazem lembranças rememoráveis se referindo a morte de seu filho. Apesar de seguir com depressão moderada, percebe-se que os escores baixaram o que demonstra a evolução do nível de depressão. No teste de ansiedade – BAI, a ansiedade apesentada pelo paciente durante as sessões de psicoterapia foi diminuindo também, mostrando uma melhora significativa tanto na depressão quanto na ansiedade conforme mostram os gráficos abaixo.

Gráfico 1 – Avaliação da Depressão

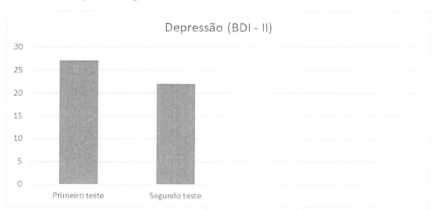

Fonte: os autores (2024)

No teste de depressão BDI-II percebe-se uma melhora significativa entre a primeira aplicação e a segunda aplicação. Na primeira aplicação o escore foi de 27 pontos e na segunda aplicação, ao final do tratamento o escore baixou para 22 pontos, demonstrando que J, vem se recuperando da perda do filho e aceitando melhor os desafios que a vida impôs neste momento de sua vida.

Gráfico 2 – Avaliação da Ansiedade

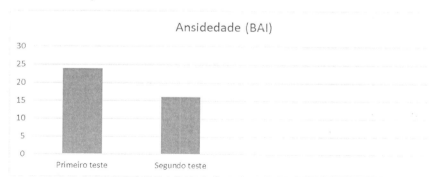

Fonte: os autores (2024)

No teste de ansiedade BAI, J. apresentou resultados significativos. Na primeira aplicação, foi identificada ansiedade moderada com um escore de 24 pontos, enquanto na segunda, os resultados indicaram ansiedade leve, com um escore de 16 pontos. Isso evidencia que a combinação de psicoterapia cognitivo-comportamental e tratamento medicamentoso foi satisfatória.

CONSIDERAÇÕES FINAIS

A terapia cognitiva comportamental se mostrou eficaz no tratamento do luto. Isso se evidenciou por meio dos relatos do paciente em que compartilhou melhoras significativas em sua alimentação, sono e formas de lidar com o luto. Ele expressou que sua família se tornou ainda mais unida, formando uma rede de apoio familiar sólida. Ao longo das sessões psicoterapêuticas e com o tratamento medicamentoso, ele sentiu grande auxílio. Começou a compreender, mesmo que aos poucos, que não está sozinho ao enfrentar essa perda tão profunda e irremediável. Com o tempo, percebeu que é comum os pais nunca imaginarem a possibilidade de perder seus filhos antes deles e essa compreensão gradual lhe trouxe um processo de aceitação da dor e da saudade, embora soubesse que estas não iriam embora completamente.

Ele mencionou que os dias mais difíceis eram as datas comemorativas, como o dia dos pais e o aniversário de morte do filho. Com a aproximação do Natal, anteviu um sofrimento inevitável. Entretanto, após interações com outros pais que também passaram por luto, ele conseguiu enxergar a vida e a perda repentina de uma nova perspectiva. Reconheceu que o luto pela perda de um filho jamais será esquecido, mas aprendeu a conviver com a saudade e a encontrar maneiras de seguir em frente.

Ele reconheceu que com a psicoterapia foi auxiliado a seguir sua vida, enfrentando o processo de superação do luto. As contribuições da Terapia Cognitivo-Comportamental (TCC) para o enfrentamento do luto são significativas. A TCC é uma modalidade psicoterapêutica conhecida por proporcionar resultados rápidos na redução dos sintomas psicológicos associados ao luto. Isso se deve à sua estrutura terapêutica mais diretiva, que permite um foco eficaz nos pensamentos e comportamentos disfuncionais relacionados ao processo de luto.

Além disso, a TCC valoriza a importância da aliança terapêutica entre o terapeuta e o cliente, o que facilita o estabelecimento de um ambiente seguro e colaborativo para o enfrentamento das emoções e desafios trazidos pelo luto.

REFERÊNCIAS

APA- AMERICAN PSYCHIATRIC ASSOCIATION (APA). **Manual diagnóstico e estatístico de transtornos mentais:** DSM-5- TR. Porto Alegre: Artmed, 2023,

ARANTES, Ana Cláudia Quintana. **A morte é um dia que vale a pena viver.** 1ª Edição. Rio de Janeiro: Editora Sextante, 2019.

BARBOSA, P. C. A evolução nos Rituais de morte e sua importância na conscientização deste fenômeno. **Lusíade. Psicologia,** 2006, 1(3-4),323-334.

BECK, Aaron T. Beck **Anxiety Invetory.** A. Steer. Hogrefe. 2023.

BECK, Aaron T. **Inventário de Depressão de Beck.** São Paulo. Editora Hogrefe 2023.

BECK, J.S. **Terapia Cognitivo:** terapia e prática. Porto Alegre: Artmed, 1997.

BECK, Judith S. **Terapia cognitivo-comportamental:** teoria e prática. 2 Porto Alegre: Artmed, 2013.

BENEDETTI, Luciane Berto. Biblioterapia para pacientes adultos internados em uma unidade hospitalar: uma proposta de humanização. Revista Fiocruz. **Trabalho de Conclusão de Curso (Especialização)** – Instituto de Comunicação e Informação Científica e Tecnológica em Saúde. Porto Alegre, 2008.

COMBINATO, Denise Stefanoni; QUEIROZ, Marcos de Souza. Morte: uma visão Psicossocial. **Estudos de Psicologia,** 2006.

CONCEIÇÃO, J.; BUENO, G. **101 Técnicas de terapia cognitivo comportamental.** 1ª edição. Mafra/SC, 2020.

FALCONE, E. M. O.; OLIVEIRA, M. S. (org.). **Terapia cognitivo-comportamental:** transtorno de estresse pós-traumático. São Paulo: Casa do Psicólogo, 2013.

FREITAS, J. L.; MICHEL, L. H. F. A maior dor do mundo: o luto materno em uma perspectiva fenomenológica. **Psicologia em Estudo,** 2014, 19(2), 273283.

IAMIN, Solange Regina Signori. **Manual de acompanhamento terapêutico:** Contribuições teórico-práticas para a aplicabilidade clínica. Editora santos e grupo Gen, 2013.

KUBLER-ROSS, Elisabeth. **Sobre a Morte e o Morrer de:** Os 05 estágios do luto; 10ª Edição. São Paulo: Editora WMFmartins Fontes, 2017.

LEAL, Sara Gabrielle de Mello. Terapia Cognitivo-Comportamental no Processo de Resolução do Luto. **Revista da Graduação em Psicologia da PUC Minas**. V. 5, n. 9, jan./jun. 2020 – ISSN 2448-0738. Ano 2020.

PADESKY, Christine. A mente, o homem e o mentor. *In:* LEAHY, R.L. (org.). **Terapia cognitiva contemporânea:** teoria, pesquisa e prática. Porto Alegre: Artmed, 2010.

ZWIELEWSKI, Graziele; SANT'ANA, Vania. Detalhes de protocolo de luto e a terapia cognitivo-comportamental. **Revista Brasileira de Terapias Cognitivas**. n. 12(1), p. 17-24. 2016.

CAPÍTULO 7

TRATAMENTO COGNITIVO COMPORTAMENTAL EM UM CASO DE TDAH NA ADOLESCÊNCIA

João Ribeiro de Oliveira Neto
Solange Regina Signori Iamin
Mauricio Wisniewski

INTRODUÇÃO

O Transtorno de Déficit de Atenção com Hiperatividade (TDAH) é uma condição complexa e multifacetada que afeta o neurodesenvolvimento, caracterizada por uma interação entre desatenção, desorganização e/ou hiperatividade-impulsividade, de acordo com os critérios do DSM--5-TR (APA, 2023). Manifestando-se desde a infância e persistindo muitas vezes na vida adulta, o TDAH pode resultar em prejuízos significativos no funcionamento social, acadêmico e profissional.

De acordo com o DSM-5-TR (APA, 2023), TDAH é um transtorno do neurodesenvolvimento definido por níveis prejudiciais de desatenção, desorganização e/ou hiperatividade-impulsividade. Desatenção e desorganização envolvem incapacidade de permanecer em uma tarefa, aparência de não ouvir e perda de materiais em níveis inconsistentes com a idade ou o nível de desenvolvimento. Hiperatividade-impulsividade implicam atividade excessiva, inquietação, incapacidade de permanecer sentado, intromissão em atividades de outros e incapacidade de aguardar – sintomas que são excessivos para a idade ou o nível de desenvolvimento. O TDAH costuma persistir na vida adulta, resultando em prejuízos no funcionamento social, acadêmico e profissional.

De acordo com Scahill e colaboradores (1999 *apud* Rhode, 2003), estudando 449 crianças da zona rural, observaram que o TDAH está associado a múltiplas mudanças familiares, baixa renda familiar, crianças que vivem lugar superpovoado, história de doença psiquiátrica materna e famílias desestruturadas.

Biederman e colaboradores (1999 *apud* Rhode, 2003 p. 37), encontraram uma associação positiva entre algumas adversidades psicossociais, tais como discórdia marital severa, classe social baixa, família muito numerosa, criminalidade dos pais, psicopatologia materna e colocação em lar adotivo, e o TDAH. Esse mesmo grupo, comparando família com e sem TDAH encontrou uma maior coesão familiar diminuída e exposição à psicopatologia dos pais, principalmente materna, nas que tinham o transtorno em estudo.

Neste capítulo, explorou-se o impacto do TDAH na adolescência através de um estudo de caso envolvendo G., uma jovem de 15 anos. Ao longo do relato clínico, examinamos não apenas os sintomas clássicos do TDAH, mas também os desafios emocionais e familiares que muitas vezes acompanham essa condição. A história de G. oferece insights sobre a interseção entre fatores biológicos, psicológicos e ambientais no desenvolvimento e manejo do TDAH.

Além disso, discute-se abordagens terapêuticas e técnicas de intervenção destinadas a ajudar adolescentes como G. a lidar com os sintomas do TDAH, regular suas emoções e melhorar seu funcionamento geral. Ao longo do capítulo, destacamos a importância da intervenção e de uma abordagem integrada para garantir o bem-estar e o sucesso desses jovens em face dos desafios únicos que enfrentam.

APRESENTAÇÃO DO CASO CLÍNICO

G. é uma adolescente de 15 anos que chega à terapia relatando que a "cabeça não para", sente os pensamentos acelerados e não consegue desligar. Fica muito cansada com o excesso de informação que domina sua cabeça, tendo dificuldades para dormir, se sente perdida, incompreendida. Quando se estressa tem alguns "tiques", com pensamentos ruins, como: sou muito egoísta, não posso pensar só em mim e não vou dar conta das minhas atividades. Nos seus pensamentos, se coloca muito pra baixo, se auto humilha, mas percebe que passa muito rápido tendo uma oscilação de pensamentos, pensando o quanto é inteligente e que se coloca no lugar dos outros.

Relata que aos seis anos foi diagnosticada com transtorno de Déficit de Atenção com Hiperatividade (TDAH) pelo neurologista e fez tratamento até os onze anos, com uso de medicamentos para manter o foco. Aos 11 anos abandonou o uso do medicamento para o TDAH.

Em relação a família, vive em um ambiente estressor e de vulnerabilidade, de violência física e psicológica. Revela que tem um bom relacionamento com a mãe mas que a irmã mais nova a tira muito do sério. Sente que a irmã é extremamente expressiva, não tem limites que teve uma criação diferente da sua, sendo que sua criação foi mais rígida e inconstante com diversas mudanças de casas e de pessoas. O que a mais irrita é que ela não tem controle sobre irmã, a qual só obedece a mãe. Diz que sua irmã a deixa muito ansiosa, pois não consegue o respeito e controle dela.

Conheceu o pai aos 2 anos, e depois ficou preso durante muito tempo, e retornou a vê-lo quando tinha 6 anos. Ainda aos 11 anos, viu seu pai sendo preso. A polícia invadiu sua casa e o levou, uma semana após este acontecimento o avô materno faleceu, relatando que sofreu muito a perda, que era alguém que tinha como referência de pai.

Recentemente seu pai saiu da prisão, tinha expectativa que ficariam mais próximos, mas não teve êxito, já que não lhe deu atenção.

G. relata que foi muito precoce em tudo, que teve um relacionamento aos doze anos com um rapaz de vinte e um anos, o qual era namorado da mãe, sentia que fazia algo errado e que todos sabiam o que estava acontecendo, inclusive a mãe, mas era meio "abafado", embora não tivesse relações sexuais. Ela comenta que a mãe da liberdade, dando corda até que se "enforque". G. entende que esta é uma maneira que a mãe utiliza para ensina-la de como lidar melhor com a vida e as consequências.

G. está no 1° ano do ensino médio, frequenta as aulas, diz que tem um bom relacionamento na escola, mas que um dos motivos pelo qual frequenta é que tem um amigo no qual se identifica muito.

MÉTODOS DE AVALIAÇÃO

G. chegou com o diagnóstico de TDAH e também com o objetivo de se compreender melhor, solicitou para a mãe a terapia por livre espontânea vontade, diz que já havia feito o acompanhamento, mas se arrepende por não ter se entregue por completo. G. vem fazendo o uso de medicamento para ajudar no foco e na concentração desde que foi diagnosticada com TDH.

Durante o acompanhamento realizado com a paciente, além da observação do comportamento foi possível perceber em várias falas de G., características que se assemelham ou se enquadram no quadro de TDAH, como: falta de atenção, relata dificuldade de manter a atenção durante a aula por período prolongado, se sente entediada com as aulas e diz não conseguir absorver o conteúdo passado.

De acordo com o DSM-5-TR (APA, 2023, p. 68) os critérios diagnósticos para o Transtorno de Déficit de Atenção/Hiperatividade são:

> A. Um padrão persistente de desatenção e/ou hiperatividade-impulsividade que interfere no funcionamento e no desenvolvimento, conforme caracterizado por (1) e/ou (2):
> 1. Desatenção: Seis (ou mais) dos seguintes sintomas persistem por pelo menos seis meses em um grau que é inconsistente com o nível do desenvolvimento e têm impacto negativo diretamente nas atividades sociais e acadêmicas/profissionais:
> Nota: Os sintomas não são apenas uma manifestação de comportamento opositor, desafio, hostilidade ou dificuldade para compreender tarefas ou instruções. Para adolescentes mais velhos e adultos (17 anos ou mais), pelo menos cinco sintomas são necessários.
> a. Frequentemente não presta atenção em detalhes ou comete erros por descuido em tarefas escolares, no trabalho ou durante outras atividades (p. ex., negligencia ou deixa passar detalhes, o trabalho é impreciso).
> b. Frequentemente tem dificuldade de manter a atenção em tarefas ou atividades lúdicas (p. ex., dificuldade de manter o foco durante aulas, conversas ou leituras prolongadas).
> Conforme citado anteriormente, G. dizia não conseguir manter a atenção na aula, inclusive não se sentia motivada a assistir aula, inclusive constantemente relatava que deixava suas tarefas para realizar na última hora e normalmente se saia bem. No entanto, se cobrava muito pois sabia que poderia fazer melhor se tivesse se dedicado mais.
> c. Frequentemente parece não escutar quando alguém lhe dirige a palavra diretamente (p. ex., parece estar com a cabeça longe, mesmo na ausência de qualquer distração óbvia).
> d. Frequentemente não segue instruções até o fim e não consegue terminar trabalhos escolares, tarefas ou deveres no local de trabalho (p. ex., começa as tarefas, mas rapidamente perde o foco e facilmente perde o rumo).
> Este comportamento descrito na alínea d foi diversas vezes constatado durante os atendimentos de Gabriela, quando solicitado tarefas como preencher relatórios ou anotar em que momento se sente chateada, que tinha pensamentos

intrusivos, realizar o exame das evidencias, dificilmente fazia. As tarefas normalmente eram realizadas durante as sessões pois ela não as cumpria.

e. Frequentemente tem dificuldade para organizar tarefas e atividades (p. ex., dificuldade em gerenciar tarefas sequenciais; dificuldade em manter materiais e objetos pessoais em ordem; trabalho desorganizado e desleixado; mau gerenciamento do tempo; dificuldade em cumprir prazos). Durante as sessões falava que se sentia frustrada por não conseguir concluir tarefas, como limpar a casa, pois sempre se distraia com outras demandas não finalizando ou levando muito tempo para finalizar, o que geralmente acabava virando motivo de brigas com a mãe por não cumprir as tarefas.

f. Frequentemente evita, não gosta ou reluta em se envolver em tarefas que exijam esforço mental prolongado (p. ex., trabalhos escolares ou lições de casa; para adolescentes mais velhos e adultos, preparo de relatórios, preenchimento de formulários, revisão de trabalhos longos).

g. Frequentemente perde coisas necessárias para tarefas ou atividades (p. ex., materiais escolares, lápis, livros, instrumentos, carteiras, chaves, documentos, óculos, celular).

h. Com frequência é facilmente distraído por estímulos externos (para adolescentes mais velhos e adultos, pode incluir pensamentos não relacionados).

i. Com frequência é esquecido em relação a atividades cotidianas (p. ex., realizar tarefas, obrigações; para adolescentes mais velhos e adultos, retornar ligações, pagar contas, manter horários agendados).

2. Hiperatividade e impulsividade: Seis (ou mais) dos seguintes sintomas persistem por pelo menos seis meses em um grau que é inconsistente com o nível do desenvolvimento e têm impacto negativo diretamente nas atividades sociais e acadêmicas/profissionais:

Nota: Os sintomas não são apenas uma manifestação de comportamento opositor, desafio, hostilidade ou dificuldade para compreender tarefas ou instruções. Para adolescentes mais velhos e adultos (17 anos ou mais), pelo menos cinco sintomas são necessários.

a. Frequentemente remexe ou batuca as mãos ou os pés ou se contorce na cadeira.

Durante os atendimentos observa-se a inquietação, ela sempre estava fazendo mais de alguma coisa, em uma das sessões por exemplo, enquanto conversávamos, ela estava customizando uma bermuda, ela disse que fazer algo enquanto estamos em atendimento a deixa mais à vontade e ela consegue se expressar melhor.

b. Frequentemente levanta da cadeira em situações em que se espera que permaneça sentado (p. ex., sai do seu lugar em sala de aula, no escritório ou em outro local de trabalho ou em outras situações que exijam que se permaneça em um mesmo lugar).

c. Frequentemente corre ou sobe nas coisas em situações em que isso é inapropriado.

(Nota: Em adolescentes ou adultos, pode se limitar a sensações de inquietude.)

d. Com frequência é incapaz de brincar ou se envolver em atividades de lazer calmamente.

e. Com frequência "não para", agindo como se estivesse "com o motor ligado" (p. ex., não consegue ou se sente desconfortável em ficar parado por muito tempo, como em restaurantes, reuniões; outros podem ver o indivíduo como inquieto ou difícil de acompanhar).

Algumas vezes foi solicitado para que ela se sentasse ou procurasse um lugar mais tranquilo para realizar os atendimentos, já que todos os atendimentos foram remotos devido a distância geográfica entre terapeuta e paciente.

f. Frequentemente fala demais.

Durante as sessões sempre contava histórias, lia poemas que havia feito para a Mãe, muito comum desviar os assuntos e ter que retomar as necessidades da sessão.

g. Frequentemente deixa escapar uma resposta antes que a pergunta tenha sido concluída

(p. ex., termina frases dos outros, não consegue aguardar a vez de falar).

h. Frequentemente tem dificuldade para esperar a sua vez (p. ex., aguardar em uma fila).

i. Frequentemente interrompe ou se intromete (p. ex., mete-se nas conversas, jogos ou atividades; pode começar a usar as coisas de outras pessoas sem pedir ou receber permissão; para adolescentes e adultos, pode intrometer-se em ou assumir o controle sobre o que outros estão fazendo).

Estes sintomas estavam bastante presente em G., pôde-se observar um comportamento de intrometer-se ou assumir o controle sobre o que os outros estão fazendo, principalmente quando ela apresenta na fala a necessidade de ter autocontrole sobre a irmã e sobre ter que fazer muitas vezes a inversão de papel onde ela se coloca no lugar da mãe dela, como o caso quando a mãe está se relacionando com alguém que ela não concorda.

INTERVENÇÃO CLÍNICA E TÉCNICAS UTILIZADAS

No início do tratamento foi feita a **Psicoeducação** sobre o TDAH (KNAPP, 2004), instruindo-a a treinar o cérebro e seus pensamentos, colocando horários para preocupações, apoiando no controle da ansiedade. A psicoeducação foi feita para o apoio na desaceleração de pensamentos no tratamento do TDAH bem como na mudança de foco dos pensamentos intrusivos que muitas vezes tiravam seu sono, deixando-a cansada.

Foi utilizado também **técnicas de Respiração e Relaxamento**, ensinando-a a realizar a respiração diafragmática para o apoio no relaxamento e dissipação os pensamentos, o que auxilia na diminuição da ansiedade e no relaxamento, o que apoiava para dormir bem como na sua concentração.

> A respiração diafragmática também constitui uma técnica de relaxamento que visa à diminuição da ansiedade. Nessa técnica, pede-se que o indivíduo preste atenção em sua própria respiração e identifique os movimentos de inspirar e expirar colocando a mão sobre o abdômen e a região peitoral. Em seguida, pede-se que respire lenta e pausadamente, inspirando por três segundos, segurando a respiração por mais três segundos e soltando a respiração pela boca por seis segundos. Essa respiração impede a hiperventilação e diminui os sintomas autonômicos e a tensão muscular. (OLIVEIRA; DUARTE, 2004; NETO, 1998 *apud* WILLHELM *et al.*, 2015)

Além o treino de respiração e relaxamento também se utilizou a **Biblioterapia** sendo indicado vídeos sobre respiração para apoiar e acalmar a Ansiedade[1].

Foi utilizada uma escala sobre, como lidar com a procrastinação (SOARES, 2017), para que ela pudesse aplicar e apoiar, já que era uma reclamação constante de G. de deixar tarefas da escola ou de casa para a última hora.

G. enfaticamente relatava que adorava escrever poemas e pediu para professora para ouvi-la recitar, a professora diz que gostou muito e incentivou-a ir a biblioteca da cidade e fazer "bibliotecaterapia", onde grupos de pessoas se encontram para ler, escrever e recitar poemas, ela foi e tem participado. Disse que tem gostado muito, que neste lugar ela

---

[1] Veja mais em: https://www.youtube.com/watch?v=A3I3nBzfY88.

sente que pode ser ela mesma, durante as sessões foi reforçado a importância da participação dela neste grupo já que era um momento que se sentia bem e aprendia novas coisas, além da importância da socialização.

Foi realizado o **treino de regulação emocional** (IAMIN; WISNIEWSKI, 2023): para que G. pudesse compreender como regular emoções como a raiva e tristeza que são uma constante na sua vida. Segue um exemplo de uma sessão.

Comentou que teve uma semana muito difícil, onde brigou com a Mãe, pois a mãe optou ficar com o namorado a ela. Diz que a mãe namora com um rapaz que é viciado e que roubou a caixa de som da mãe para comprar drogas. Com isso, elas discutiram e pediu para a mãe escolher quem ela prefere ficar, pois sabia aonde a história iria parar e sua mãe optou o namorado. comentou que é a segunda vez que acontece de não s sentir escolhida. Com isso, pediu para morar com a Avó, no dia seguinte sua mãe foi a casa da avó e ameaçou agredi-la. Ela disse que a mãe poderia bater pois a dor física não era nada perto do que estava sentindo. Sua mãe disse que não dava nem vontade de bater num lixo.

Nesta discussão, aproveitou para falar tudo o que estava sentindo, coisas que nunca tinha dito, como: era para ser ao contrário da mãe cuidar da filha, que estava cansada de ter que dar conselhos para uma mulher de 40 anos, sendo que tem apenas 16 anos, que sua mãe devia dizer o que pode e não fazer. G. voltou para casa, disse que sua mãe a trata como se nada tivesse acontecido. Nesta mesma semana, com tom de "deboche" disse que ela era uma menina pançuda não consegue fazer tal coisa, disse que não lembrava o que era exatamente, mas que a "frase menina pançuda" ficou martelando o dia inteiro na sua cabeça pois sua mãe sabe do complexo que tem do corpo, disse que, teve crise de ansiedade.

Sobre seu corpo, embora não quisesse se enquadrar no padrão, sentia que o membro superior era desproporcional ao inferior. Dizia que se sentia muito mal com isso. Questionada sobre o motivo dessa preocupação já que normalmente não se importa com a opinião dos outros.

A partir destes relatos foi aplicada a técnica de regulação emocional, crucial para G. devido às intensas e constantes emoções de raiva e tristeza que ela enfrenta. No contexto das dificuldades familiares e conflitos emocionais que G. relatou, a regulação emocional é essencial por vários motivos:

Gestão da Raiva e Tristeza (LIPP; MALAGRIS, 2010): G. passou por uma semana extremamente difícil, marcada por brigas com a mãe, onde relata ter sentimentos de rejeição. A regulação emocional ajudou G. a entender e controlar essas emoções intensas, evitando reações impulsivas e ajudando-a a responder de maneira mais equilibrada e eficaz às situações estressantes.

Autoconhecimento e Resiliência: G. relatou sentir-se rejeitada quando sua mãe escolheu ficar com o namorado em vez dela, levando-a a experimentar uma profunda dor emocional. A regulação emocional permitiu que G. desenvolvesse uma maior consciência de seus próprios sentimentos e fortalecesse sua resiliência, ajudando-a a enfrentar e superar os desafios emocionais de forma mais saudável.

Redução da ansiedade e melhoria do bem-estar (WRIGHT *et al.*, 2019): G. sofreu uma crise de ansiedade após comentários depreciativos da mãe sobre seu corpo, exacerbando seus complexos e preocupações. A técnica de regulação emocional a ajudou a manejar sua ansiedade, proporcionando ferramentas para lidar com pensamentos negativos e melhorando sua autoestima e bem-estar geral.

Em resumo, o treino de regulação emocional foi vital para G. porque forneceu as ferramentas necessárias para lidar com emoções intensas e complexas, melhorou a comunicação e a resolução de conflitos, reduziu a ansiedade e promoveu um bem-estar emocional mais equilibrado e resiliente. Esse treinamento foi particularmente importante dado o ambiente familiar instável e as dificuldades pessoais que G. enfrentava, ajudando-a a construir uma base emocional mais forte para enfrentar seus desafios diários.

Foram realizadas **tarefas** como colocar horários para preocupação, fazer o questionamento socrático, fazer o exame das evidencias sobre os pensamentos automáticos: avaliando o quanto os pensamentos eram reais e quanto eram pensamentos disfuncionais. Foram definidas metas curtas para atividades, como estudar 10 minutos uma matéria que não gostava e ir aumentando gradativamente.

RESULTADOS

A partir do treino de regulação emocional, G. relatou ter tido diversos aprendizados significativos. Ela conseguiu avaliar e diferenciar os sentimentos gerados pelos pensamentos, distinguindo o que era real do que era apenas um pensamento. Ela também descreveu que aprimorou sua conscientização sobre seus sentimentos e gatilhos emocionais, compreendendo mais claramente o impacto das emoções em seu comportamento e pensamento. Desenvolveu estratégias para lidar com situações estressantes de maneira mais calma e eficaz, fortalecendo a capacidade de se recuperar de desafios e frustrações realizando uma avaliação mais positiva e construtiva.

Além disso, G. melhorou sua capacidade de planejar e organizar atividades, o que reduziu a frustração e o estresse associados à desorganização.

Sua autoconfiança aumentou ao lidar de forma eficaz com emoções e comportamentos desafiadores, e percebeu uma melhora na autoestima ao ver progressos nas relações interpessoais e na capacidade de alcançar objetivos pessoais.

Esses aprendizados e benefícios foram alcançados através de diferentes técnicas e abordagens, como terapia cognitivo-comportamental (TCC), Mindfulness, treinamento de habilidades sociais, e outras formas de psicoterapia focadas na regulação emocional. A chave foi um treinamento consistente e adaptado às necessidades individuais de G. como pessoa com TDAH.

CONSIDERAÇÕES FINAIS

O capítulo abordou a relação entre o Transtorno de Déficit de Atenção com Hiperatividade (TDAH) e os desafios da adolescência, utilizando um estudo de caso para ilustrar as implicações práticas e emocionais desse transtorno. G. A adolescente em foco, enfrentava um ambiente familiar tumultuado e tinha um histórico de múltiplas adversidades psicossociais, agravando os sintomas típicos do TDAH, como desatenção, hiperatividade e impulsividade.

A literatura destaca a importância de intervenções multifacetadas para adolescentes com TDAH, incluindo a Terapia Cognitivo-Comportamental (TCC) e técnicas de regulação emocional. No caso de G., a psicoeducação, técnicas de respiração e relaxamento, além da biblioterapia, mostraram-se eficazes para reduzir a ansiedade e melhorar a autoconfiança.

As sessões terapêuticas enfatizaram a necessidade de G. desenvolver estratégias para lidar com dificuldades e habilidades de organização para mitigar a desorganização e impulsividade. As intervenções ajudaram-na a identificar e regular emoções, promovendo uma resiliência emocional e um bem-estar geral mais equilibrado.

Foi recomendado que G. continuasse seu tratamento terapêutico e também buscasse acompanhamento com um psiquiatra ou neurologista. Esse suporte especializado é essencial para ajudá-la a enfrentar os desafios relacionados ao TDAH e ao ambiente estressor em que vive, garantindo um cuidado integral e contínuo.

Em suma, o caso de G. demonstrou como uma abordagem integrada e adaptada pode proporcionar melhorias na vida de adolescentes com TDAH, ressaltando a importância da intervenção precoce e contínua para lidar com os desafios emocionais e comportamentais associados ao transtorno.

REFERÊNCIAS

APA- AMERICAN PSYCHIATRIC ASSOCIATION. **Manual diagnóstico e estatístico de transtornos mentais**: DSM-5-TR. ed. Porto Alegre: Artmed, 2023.

BIEDERMAN J, WILENS T, MICK E, SPENCER TJ. Pharmacotherapy of attention-deficit/hyperativity disorder reduces risck for substance use disorder. **Pediatrics** 1999;104(2):e20.

IAMIN, S.R.S.; WISNIEWSKI, M. **Medos e fobias**: intervenções cognitivo-comportamentais na prática clínica. Vetor Editora, 2023.

KNAPP, P. **Terapia cognitivo comportamental na pratica clínica**. Artmed, 2004.

LIPP, M. E. N.; MALAGRIS, L. E. N. **O treino do controle da raiva**: passo a passo do tratamento. Editora Cognitiva, 2010.

ROHDE, L. A. **Princípios e práticas em TDAH Transtorno de déficit de atenção/hiperatividade**. Porto Alegre: Artmed, 2003.

SOARES, Lílian. **Procrastinação**: Guia científico sobre como parar de procrastinar definitivamente. 2017.

WILLHELM, Alice Rodrigues; ANDRETTA, Ilana; UNGARETTI, Mariana Steiger. Importância das técnicas de relaxamento na terapia cognitiva para ansiedade. **Contextos Clínicos**, São Leopoldo, v. 8, n. 1, p. 79-86, jul. 2015.

WRIGHT, Jesse H.; BROWN, G.K.; THASE, M. E.; BASCO, M. R. **Aprendendo a terapia cognitivo-comportamental** – um guia ilustrado. 2. ed. Artmed, 2019.

CAPÍTULO 8

TREINO DE HABILIDADES DE RELACIONAMENTO E SOLUÇÃO DE PROBLEMAS DESDE A PERSPECTIVA DA TERAPIA COGNITIVO COMPORTAMENTAL

Kelly de Freitas Pugliese
Solange Regina Signori Iamin
Mauricio Wisniewski

INTRODUÇÃO

O desenvolvimento de habilidades de relacionamento é um aspecto crucial da Terapia Cognitivo-Comportamental (TCC), visando aprimorar a capacidade dos indivíduos de estabelecer e manter relações interpessoais saudáveis. Segundo Beck (2011), a TCC é eficaz não apenas no tratamento de transtornos psicológicos, mas também no desenvolvimento de habilidades sociais e interpessoais. Esta abordagem terapêutica enfatiza a importância de habilidades como comunicação eficaz, escuta ativa, empatia, resolução de conflitos e estabelecimento de limites saudáveis.

A comunicação eficaz, como destacado por Young, Klosko e Weishaar (2003), é fundamental para o sucesso dos relacionamentos. A TCC auxilia os indivíduos a expressarem seus pensamentos e sentimentos de maneira clara e respeitosa, promovendo um entendimento mútuo. A empatia, conforme descrito por Greenberger e Padesky (1995), é outra habilidade vital, permitindo que as pessoas compreendam e respondam adequadamente às emoções dos outros. Além disso, a resolução de conflitos, uma habilidade essencial em qualquer relacionamento, é abordada na TCC para ajudar os indivíduos a lidar com desentendimentos de forma construtiva, evitando a escalada de tensões.

O estabelecimento de limites saudáveis é também uma habilidade crucial no contexto da TCC. Burns (1980) enfatiza que a capacidade de estabelecer e manter limites apropriados é essencial para o respeito mútuo e a preservação da individualidade nas relações. A TCC proporciona estratégias para que os indivíduos identifiquem seus limites pessoais e aprendam a comunicá-los de maneira eficaz.

As habilidades sociais na comunicação envolvem uma variedade de competências, incluindo a capacidade de ouvir atentamente, pensamentos e sentimentos de forma clara e assertiva, interpretar corretamente as mensagens verbais e não verbais dos outros, e responder de maneira adequada e respeitosa. A TCC e outras abordagens terapêuticas trabalham para desenvolver essas habilidades, pois são essenciais para a construção de relações interpessoais saudáveis e para a eficácia em diversos contextos da vida. (CABALLO, 2003)

Na terapia, o desenvolvimento de habilidades sociais em comunicação pode envolver várias técnicas, como role-playing (simulação de situações sociais), feedback comportamental e exercícios práticos. Essas atividades ajudam os indivíduos a praticar e aprimorar suas habilidades de comunicação em um ambiente seguro e estruturado (CABALLO, 2003). A habilidade de se comunicar eficazmente é crucial para a saúde mental. Dificuldades de comunicação podem levar a mal-entendidos, conflitos e isolamento social, enquanto uma comunicação eficaz pode promover compreensão, empatia e conexões significativas com os outros. (CABALLO, 2003).

Em suma, o desenvolvimento de habilidades de relacionamento na TCC é um processo integral que beneficia não apenas a saúde mental do indivíduo, mas também a qualidade de suas relações interpessoais.

Além do desenvolvimento das habilidades de relacionamento a Terapia Cognitivo-Comportamental (TCC), nos brinda com a técnica de solução de problemas e comenta que listar problemas e sugerir soluções é uma abordagem estruturada que ajuda os pacientes a lidar com desafios específicos de maneira mais eficaz. Essa técnica envolve a identificação clara de problemas, a geração de soluções potenciais e a avaliação dessas soluções para encontrar as mais viáveis e eficazes (BECK, 2013).

O processo começa com a identificação e a definição clara dos problemas enfrentados pelo paciente. Isso é seguido por uma fase de brainstorming, onde tanto o terapeuta quanto o paciente colaboram para gerar uma lista de soluções possíveis. Esta fase é caracterizada por uma abordagem aberta, onde todas as sugestões são consideradas sem julgamento imediato. Em seguida, cada solução potencial é avaliada quanto à sua resolução e potencial de eficácia (BECK, 2013).

Na prática clínica, a TCC utiliza esta técnica para ajudar os pacientes a desenvolver habilidades de resolução de problemas. Isso é especialmente útil para pacientes que podem se sentir sobrecarregados por seus problemas ou que tendem a ver situações em termos de tudo ou nada. A técnica de listar problemas e ensinar soluções ensina aos pacientes a abordar seus desafios de maneira mais analítica e menos emocional (BECK, 2013). Esta técnica oferece vários benefícios, incluindo: melhor percepção e compreensão dos problemas; desenvolvimento de habilidades de resolução de problemas; redução da ansiedade e do estresse associados aos problemas; empoderamento do paciente para enfrentar desafios futuros de forma independente (BECK, 2013).

O desenvolvimento de habilidades sociais relacionadas à resolução de problemas é uma área importante na Terapia Cognitivo-Comportamental (TCC) e em outras abordagens psicoterapêuticas. Esta área se concentra em ensinar indivíduos a identificar, analisar e resolver problemas interpessoais e pessoais, uma competência essencial para o bem-estar emocional e social (CABALLO, 2003).

O desenvolvimento de habilidades sociais na resolução de problemas é crucial para a saúde mental e o funcionamento social. A capacidade de resolver problemas de forma eficaz reduz o estresse e a ansiedade, melhora os relacionamentos e aumenta a sensação de controle e auto eficácia. (CABALLO, 2003).

APRESENTAÇÃO DO CASO CLÍNICO

A., 21 anos relatou dificuldades nos relacionamentos incluindo o relacionamento conjugal, familiar e social. Sentia-se desconfortável ao se comunicar com outras pessoas o que era motivo de conflitos pessoais pois sentia que afloravam emoções as quais ela não conseguia lidar como, irritabilidade, raiva, apreensão, agitação o que por sua vez a levavam a beliscar comida o dia todo. A cada problema que tinha que enfrentar A., acabava sentido culpa por não conseguir se expressar adequadamente o que a levava a comer novamente pois era o que acalmava a angustia dos problemas.

Relatou que apresentava uma certa timidez e dificuldade de comunicação desde a adolescência, sentia-se envergonhada do seu corpo, uma preocupação demasiada em relação ao seu peso e como as pessoas a viam (preocupação com o olhar e julgamento de outras pessoas). Os problemas de comunicação com o marido se agravaram levaram a que se iniciassem conflitos conjugais pois ela não conseguia estabelecer um diálogo adequado sobre as situações que permeavam o casamento. Um dos fatos geradores de conflito estava relacionado a problemas financeiros que pioravam a cada ano.

A paciente relatou que tinha a tendência a reagir de forma exagerada as situações do cotidiano, com pensamentos de não ser amada, de ser feia. Sentia que sempre estava nervosa e a flor da pele com marido e filha e que era a culpada por todas as situações ruins que acontecia. Sentia que não tinha valor como pessoa e que era fracassada em todas as situações, pois apresentava dificuldade de estabelecer e manter um diálogo e faltava assertividade na comunicação e solução de problemas cotidianos. Quei-xava-se de falta de habilidades de comunicação e de como solucionar os problemas que surgiam no dia a dia.

MÉTODOS DE AVALIAÇÃO

A partir do relato da paciente foi realizada uma entrevista semiestru-turada de acordo com os critérios do DSM-5- TR (APA, 2023). Na entrevista se identificou um estado de estresse relacionado a conflitos conjugais que levavam a discussões bem como preocupações financeiras. Como a paciente relatou comer diante de situações de estresse decidiu-se avaliar este quesito, e foi aplicada a Escala de Compulsão Alimentar Periódica-ECAP (FREITAS *et al.*, 2001) a qual avalia a presença e a gravidade do com-portamento do comer compulsivo. O resultado da ECAP foi de dezenove pontos o que indicou uma variação de inclinação ao comer muito, porém não chegou a constituir uma compulsão alimentar. A variação na ingesta da paciente estava relacionada as situações de estresse e dificuldade no manejo das circunstancias cotidianas bem como a falta de habilidade de comunicação e de solução de problemas.

Devido ao relato da paciente de se sentir feia, fracassada e não amada foi aplicada a Escala de Autoestima de Rosenberg – EAR (ROSEMBERG, 1965 validada por HUTZ; ZANON, 2011 cujo resultado apontou uma autoestima saudável. Para concluir a avaliação em relação as queixas da paciente foram aplicadas também a escala DASS-21 (Depression Anxiety Stress Scales). Esta avalia os níveis de depressão, ansiedade e estresse. (VIGNOLA; TUCCI, 2014), os resultados indicaram somente estresse moderado.

A partir desta avaliação o tratamento foi direcionado para o desen-volvimento de habilidades de relacionamento, solução de problemas diante de situações cotidianas e manejo de emoções.

INTERVENÇÃO CLÍNICA E TÉCNICAS UTILIZADAS

O processo terapêutico foi direcionado a partir da **Psicoeducação** do modelo da terapia cognitivo comportamental, explicado a paciente sobre como seria desenvolvida a terapia, sobre a importância das habilidades de relacionamento, de aprender a técnica de solução de problemas e manejo das emoções.

Posteriormente, foi realizada a **Restruturação Cognitiva**, onde se fez o levantamento de pensamentos disfuncionais e identificado as situações que os desencadeavam, à qual ela relatou que principalmente quando está sozinha e comendo, não conseguindo expressar em quais situações, apenas que se sentia dessa forma. Foi usada a técnica de busca de evidências, levando a paciente a refletir sobre seus pensamentos e sentimentos, os quais foram reestruturados. Assim pensamentos como "me sinto rejeitada pelas pessoas devido ao meu corpo" foram substituídos por "meu valor vai além da minha aparência física"; "me sinto julgada" foram substituídos por "não posso controlar os pensamentos dos outros, mas posso escolher não deixar o julgamento do outro afetar minhas emoções"; me sinto com vergonha" foram substituídos por "todo mundo têm momentos de insegurança"; "me sinto culpada" foram substituídos por "erros fazem parte do crescimento, eu posso aprender com eles, em vez de me punir"; "sou gorda e feia" foram substituídos por "meu corpo é apenas uma parte de mim", tendo em vista que A. percebeu que poderia mudar o seu jeito de comer pois muitas vezes acabava comendo de forma exagerada ou escondido quando estes pensamentos negativos estavam muito fortes, o que acontecia após brigas com o marido e/ou familiares.

Este exercício de **Reestruturação cognitiva por meio da busca de evidencias e do questionamento socrático**, propiciou a paciente a compreensão de como fazer a identificação de crenças negativas ou pensamentos automáticos, muitas vezes distorcidos. A paciente foi incentivada a examinar a validade e a confiabilidade dos pensamentos e crença negativa. A crença "sou uma pessoa ruim" foi substituída por uma crença alternativa "sou uma boa pessoa pois faço o que está a meu alcance para ajudar meu marido e cuidar da minha filha". Essa crença de "sou gorda e feia" e "me sinto culpada" foi repetida, praticada e discutida nas sessões de terapia, o que levou a paciente a aumentar a flexibilidade cognitiva e a ver situações desde outras perspectivas, ou seja, ao invés de focar exclusivamente na aparência física e em sentimento de culpa, a paciente foi levada a reconhecer e valorizar suas qualidades internas e nas realizações conquistadas em seu cotidiano, reconhecendo sua resiliência, seus talentos, seus avanços como mãe, no trabalho. Isso ajudou a construir uma autoimagem mais rica e complexa, onde a aparência física e os erros passados não dominavam a percepção de si mesma. Tais exercícios foram levando a paciente a ver que seu valor como pessoa não era determinado por peso ou por erros que tenha cometido, mas sim pelas suas várias qualidades e contribuições positivas para as pessoas ao seu redor.

Treino de habilidades de relacionamento:

Este treino foi aplicado para que A., pudesse praticar a escuta ativa, fazendo perguntas ao marido e dando a ele espaço para responder. Com este exercício os sentimentos de que tudo o que fazia nunca era o suficiente, que não conseguia ajudar ninguém, que fazia tudo errado, foram se dissipando pois no diálogo com o marido reforçou o quanto ela era uma esposa e mãe dedicada.

Também foi trabalhada a questão da comunicação assertiva, usando palavras claras, objetividade, evitando criticar o outro e sim agindo de forma empática, sendo cordial e cooperativa na compreensão das situações a serem resolvidas. Assim, aquelas situações de ofensas e gritarias foram dando espaço para um diálogo mais maduro e sendo conduzido para a solução dos conflitos, trazendo alguns elementos de uma comunicação saudável, principalmente sobre a necessidade de ouvir e falar no momento certo. Outro ponto importante foi a tomada de consciência dela buscar oportunidades para expor seus sentimentos, pensamentos, bem como saber como falar, sem imposições e críticas.

Solução de problemas

Ao abordar os desafios de Andressa, a terapia se concentrou em estratégias eficazes para lidar com seus problemas de comunicação, falta de rotina, melhorar autoestima. As soluções implementadas para superar as dificuldades foram a **melhoria na Comunicação**: A., aprendeu técnicas de comunicação não-violenta (ROSEMBERG, 2021) para aprimorar sua habilidade de ouvir um ao outro sem interrupções. Foi incentivado que A. praticasse a escuta ativa, uma técnica onde um ouve atentamente enquanto o outro fala, refletindo sobre o que foi dito antes de responder. Isso ajudou a reduzir os conflitos, pois ambos se sentiam mais ouvidos e compreendidos.

Também foi orientando que A., e o marido dialogassem sobre questões pendentes, quando ambos estivessem calmos e não emocionalmente carregados. Isso cooperou para que ela pudesse comunicar suas necessidades e preocupações de maneira mais eficaz, sem a pressão das emoções do momento.

Foi feito o **estabelecimento de Rotina**, para enfrentar a irregularidade de sua rotina diária. Foi realizada uma planilha de rotina. Esta planilha incluía blocos de tempo designados para suas próprias atividades, além dos cuidados com sua filha, momento para trabalhar, cuidar da casa, tempo de descanso e em família. Isso não só proporcionou uma estrutura necessária em seu dia a dia, mas também ajudou a melhorar seu bem-estar geral, pois ela pôde dedicar tempo a atividades que promoviam seu próprio desenvolvimento e lazer.

Foram usadas as técnicas de Gestão do Pensamento: A., aprendeu a identificar pensamentos automáticos negativos e a desafiá-los usando a técnica de reestruturação cognitiva. Ela começou a substituir pensamentos como "nunca faço o suficiente" por "faço o melhor que posso e isso é suficiente". Essa mudança de perspectiva ajudou a diminuir seus sentimentos de culpa e inadequação.

Foi trabalhado o **fortalecimento da Autoestima**, onde A., foi encorajada a participar de atividades que fortalecessem sua autoestima, como aula de dança, andar de bicicleta, andar no parque, fazer leitura. Ao se envolver em atividades prazerosas e ao cultivar novas amizades, começou a se sentir mais valorizada e menos dependente da aprovação externa.

Em relação ao peso, começou a frequentar algumas aulas de dança oferecido pela Prefeitura da cidade e suas colegas lançaram um desafio de quem consegue emagrecer mais até o final do ano. Andressa disse que se sentiu animada, pois foi um estímulo para comer de forma mais saudável.

Foi feito a **organização das finanças** e incentivado para que A., fizesse uma planilha com todas as entradas financeiras, bem como os gastos. A., realizou a tarefa sugerida, à qual de início, não foi fácil se deparar com a realidade da desorganização financeira, porém com a meta de pagar dívidas antigas e organizar o presente, quando os resultados começaram a aparecer, a mesma ficou animada com a tarefa.

A terapia foi um espaço seguro para A., explorar suas emoções e desafios. A terapeuta garantiu um acompanhamento regular para ajustar as estratégias conforme necessário e para reforçar o progresso alcançado.

Essas soluções integradas permitiram que A., enfrentasse suas dificuldades de maneira mais eficaz, levando a uma melhoria significativa em sua comunicação, bem-estar emocional e organização diária.

RESULTADOS

Após um período focado em terapia cognitivo-comportamental, A., conquistou melhorias significativas em várias dimensões de sua vida, abordando tanto questões pessoais quanto interpessoais. Abaixo estão os resultados detalhados alcançados nas áreas especificadas:

A., melhorou a Comunicação com o esposo. Ela adotou práticas de comunicação não-violenta e escuta ativa, o que reduziu mal-entendidos e conflitos. A habilidade de discutir suas diferenças e sentimentos de maneira calma e respeitosa fortaleceu o relacionamento, criando um ambiente familiar mais harmonioso e amoroso.

Também houve o desenvolvimento das habilidades sociais, onde a participação em atividades grupais, como aulas de dança e encontros comunitários, ajudou no desenvolvimento de interações sociais mais saudáveis. Essas interações a incentivaram a sair de sua zona de conforto, melhorando sua capacidade de se comunicar e se relacionar com os outros. O aumento da confiança em suas habilidades sociais também ajudou a diminuir sua ansiedade em situações sociais, permitindo-lhe desfrutar mais plenamente de suas interações.

Essas mudanças anteriores melhoraram sua qualidade de vida, devido a combinação de melhor controle alimentar, comunicação aprimorada com o esposo, e maior envolvimento. Ela relatou sentir-se mais contente e menos estressada, com uma perspectiva mais positiva e um maior apreço pelas suas relações e atividades diárias.

Outro aspecto importante foi a organização pessoal, ou seja, o desenvolvimento de uma rotina diária estruturada teve um impacto profundo na organização pessoal de A. A planificação de suas atividades diárias ajudou-a a gerenciar melhor seu tempo, garantindo que tanto as necessidades pessoais quanto as familiares fossem atendidas. Isso não só aumentou sua eficiência e produtividade, mas também lhe proporcionou um maior senso de controle e autoeficácia.

Essas questões que foram melhoradas influenciaram no melhor controle sobre a alimentação. A. desenvolveu um controle mais efetivo sobre seus hábitos alimentares, o que foi uma mudança significativa desde o início da terapia. Através da reestruturação cognitiva e do automonitoramento, ela aprendeu a identificar gatilhos emocionais que levavam ao consumo excessivo e compulsivo de alimentos. Com uma compreensão mais profunda de suas motivações e sentimentos, A., conseguiu aplicar técnicas de enfrentamento mais saudáveis, reduzindo episódios de comer em excesso e se alimentando de forma mais consciente e balanceada.

Esses resultados refletem o sucesso das intervenções terapêuticas aplicadas e a dedicação de A., ao processo de melhoria pessoal. As conquistas alcançadas durante a terapia não apenas resolveram problemas específicos, mas também proporcionaram a ela ferramentas para lidar com desafios futuros de maneira mais eficaz, garantindo um bem-estar duradouro e uma vida mais satisfatória.

CONSIDERAÇÕES FINAIS

O caso de A., ilustra a eficácia da Terapia Cognitivo-Comportamental (TCC) no tratamento de problemas emocionais, comportamentais e sociais em específico no treino de habilidades e solução de problemas. A TCC, fundamentada em uma abordagem prática e orientada para a solução, demonstrou ser uma ferramenta vital para ajudar pacientes a enfrentarem uma variedade de desafios psicológicos, ao mesmo tempo em que promove o desenvolvimento de habilidades essenciais para uma vida mais equilibrada e satisfatória.

O tratamento de A., focou-se em diversas áreas fundamentais, começando com a melhoria da comunicação com o esposo, controle sobre seus hábitos alimentares, e aprimoramento das habilidades sociais e de resolução de problemas. Através de técnicas como reestruturação cognitiva e exercícios práticos, ela aprendeu a modificar pensamentos disfuncionais e a aplicar novas estratégias de enfrentamento, que foram essenciais para reduzir seu estresse e melhorar sua autoestima.

Significativamente, o tratamento ajudou a melhorar a qualidade das relações interpessoais de A. A aplicação de técnicas de comunicação não-violenta e de escuta ativa transformou a dinâmica com seu esposo, reduzindo conflitos e aumentando a compreensão mútua. Além disso, ao participar de atividades grupais e sociais, A., desenvolveu confiança em suas interações sociais, o que contribuiu para uma rede de suporte mais robusta.

O desenvolvimento de uma rotina diária estruturada e o envolvimento em atividades que promoviam sua autoestima permitiram que Andressa ganhasse maior controle sobre sua vida cotidiana. A organização pessoal e financeira também teve um papel crucial em proporcionar um senso de segurança e autonomia, aspectos que são frequentemente subestimados em tratamentos psicológicos.

Este caso reforça a literatura existente sobre a eficácia da TCC não apenas no manejo de sintomas específicos, mas também no desenvolvimento de um conjunto de habilidades que permitem aos indivíduos funcionarem melhor em todos os aspectos de suas vidas. As técnicas de solução de problemas, em particular, oferecem aos pacientes uma maneira de abordar desafios futuros de forma mais eficaz e menos emocional, equipando-os com a capacidade de analisar problemas de forma crítica e de encontrar soluções inovadoras.

A jornada de A., através da TCC exemplifica como intervenções terapêuticas cuidadosamente aplicadas podem resultar em mudanças profundas e duradouras. Seu progresso ressalta a importância de um tratamento que considera o indivíduo em todas as suas dimensões, emocional, social, comportamental e cognitivo. A TCC provou ser uma abordagem valiosa que não só resolve questões imediatas, mas também fortalece o indivíduo para enfrentar futuros desafios com resiliência e confiança, promovendo uma melhoria contínua na qualidade de vida e bem-estar.

REFERÊNCIAS

APA- AMERICAN PSYCHIATRIC ASSOCIATION. Manual diagnóstico e estatístico de transtornos mentais: **DSM-5-TR**. ed. Porto Alegre: Artmed, 2023.

BECK, J. S. **Terapia cognitiva**: teoria e prática. Artmed. 2011.

BECK, J. S. **Terapia Cognitivo-Comportamental**: Teoria e Prática. Porto Alegre: Artmed. 2013.

BURNS, D. D. **Feeling good**: The new mood therapy. Harper. 1980.

CABALLO, V. E. **Manual de Avaliação e Treinamento das Habilidades Sociais**. São Paulo: Santos. 2003.

FREITAS, S., LOPES, C. S., COUTINHO, W.; APPOLINARIO, J. C. **Tradução e adaptação para o português da Escala de Compulsão Alimentar Periódica**. Revista Brasileira de Psiquiatria, 23(4), 215-220. 2001.

GREENBERGER, D., & PADESKY, C. A. Mind Over Mood: Change How You Feel by Changing the Way You Think. Guilford Press. 1995.

HUTZ, C. S.; ZANON, C. **Revisão da adaptação, validação e normatização da Escala de Autoestima de Rosenberg**. Avaliação Psicológica, 10(1), 41-49. 2011.

ROSENBERG, M. **Society and the adolescent self-image**. Princeton University Press. 1965.

ROSEMBERG, M. B. **Comunicação não violenta**: Técnicas para aprimorar relacionamentos pessoais e profissionais. Editora Ágora, 2021

VIGNOLA, RCB e TUCCI, AM. **Adaptação e validação da Escala de Depressão, Ansiedade e Estresse (DASS) para o português brasileiro**. Jornal de Transtornos Afetivos, 155, 104-109. 2014.

YOUNG, J. E., KLOSKO, J. S., WEISHAAR, M. E. **Terapia do esquema**: Guia de técnicas cognitivo-comportamentais inovadoras. Artmed. 2003.

CAPÍTULO 9

TRANSTORNO DE SEPARAÇÃO INFANTIL: INTERVENÇÃO COGNITIVO-COMPORTAMENTAL SOFRIMENTO PSÍQUICO INFANTIL

Euza de Farias da Silva
Solange Regina Signori Iamin
Maurício Wisniewski

INTRODUÇÃO

O Transtorno de Separação Infantil, é considerado um transtorno de ansiedade que acontece na infância. De acordo com ao DSM-5-TR (APA, 2023) os transtornos de ansiedade têm como características o medo e a ansiedade com perturbação excessiva e perturbações comportamentais relacionadas. Os critérios diagnósticos para avaliação do Transtorno de separação infantil são os seguintes (p. 217):

A – Preocupação persistente e excessiva de que um evento indesejado leve à separação de uma figura importante de apego (p. ex., perder-se, ser sequestrado, sofrer um acidente, ficar doente. - Relutância ou recusa persistente em dormir longe de casa ou dormir sem estar próximo a uma figura de apego.

B - O medo, a ansiedade ou a esquiva é persistente, durando pelo menos quatro semanas em crianças e adolescentes e seis semanas ou mais em adultos.

C – A perturbação causa sofrimento clinicamente significativo ou prejuízo no funcionamento social, acadêmico, profissional ou em outras áreas importantes da vida do indivíduo.

A ansiedade é uma preocupação que acomete também a criança e muitos dos transtornos entre eles, os transtornos de ansiedade tendem a persistir se não forem tratados, e tem uma maior no sexo feminino do que masculino (APA, 2023).

O Transtorno de Separação Infantil tem sido trabalhado por meio de intervenção da terapia cognitiva comportamental (TCC). Esta teoria se baseia no trabalho colaborativo com os pacientes, com práticas que auxiliam na descoberta, na reorganização dos pensamentos disfuncionais, na atenção e descoberta de pontos relevantes que possam servir de novas possibilidades para uma mudança de comportamento.

As causas do sofrimento psíquico da criança em situações de conflitos como perdas e separações de algo, alguém ou alguma coisa são abrangentes, no entanto, o fato da tenra idade a qual ainda está em processo de desenvolvimento cognitivo, emocional acaba por responder com atitudes comportamentais pela dificuldade de lidar com a situação.

A terapia cognitiva-comportamental permite um envolvimento e uma compreensão do paciente em relação aos seus pensamentos, sentimentos, comportamentos em resposta ao seu sofrimento psíquico. Considerando a intensidade em que pensamos em relação ao que sentimos sobre um evento e como o organismo físico reage ao que pensamos e ao que sentimos.

Para Shaffer (2005) uma criança aprende através de um modelo ou com outra criança de maior idade ou mesmo com um adulto. Os pensamentos, as crenças e os valores aprendidos resultam nas respostas de seu comportamento. A criança em seu processo de desenvolvimento e da interação social troca experiências e através do processo de aprendizagem sociocognitiva desenvolve novas habilidades e vivência novas descobertas.

De acordo com Piaget (1988) ao estudar as fases do desenvolvimento humano, fase das operações formais, fase em que se encontra a paciente. Estas são capazes de construir, ou seja, elaborar um pensamento sobre o mundo, o ambiente. São capazes de demonstrar sentimentos fortes.

Bowlby (2004) relata que a angústia é um estado emocional próximo do medo, experimentada quando não há ameaça identificável ou quando a ameaça é, desproporcional à emoção que a provoca. Considerando que a angústia e a raiva causam um sentimento de medo muito intenso de difícil controle para a criança ou mesmo adulto. O medo de um novo evento futuro responde antecipadamente as reações comportamentais, a criança temendo um acontecimento tende a modificar seu comportamento de maneira agressiva aos quais se relaciona ou nos grupos de interação social no caso a escola. A possibilidade de permanecer longe de seus genitores, mesmo temporariamente, resultou na paciente sintoma de medo, raiva, angústia, tristeza, com mudança de comportamento na escola e na família com os tios.

O trabalho com a TCC no processo terapêutico, pode assim contribuir para melhora dos sintomas da paciente. As práticas aplicadas em conjunto, as tarefas diárias bem trabalhadas as técnicas de controle planejadas e orientadas em rede de apoio. Fazer o estudo, observações e registros das sessões possibilita compreender as mudanças comportamentais e cognitivas. Importante também coletar informações da família, da escola entre outros lugares de convivência da criança aplicando técnicas de psicoeducação e relaxamento, à prática do exercício fora do consultório clínico desenvolveu a autonomia e independência do paciente.

APRESENTAÇÃO DO CASO CLÍNICO

D. uma menina de 09 anos e 08 meses que se apresenta com autonomia, autocuidado, comunicativa, porém triste e chorosa. Foi encaminhada pela escola para atendimento, pois apresentava episódios de raiva, irritabilidade e agressão aos colegas. Chegou acompanhada pela mãe e pela tia. De acordo com o relato da mãe, D. apresenta queixa de tristeza, irritabilidade e agressão a um colega na escola. Este comportamento iniciou após um acidente de moto que seus pais sofreram em maio de 2021. Esse evento não foi relatado para D, que a época tinha sete anos, porém ela descobriu ao escutar os adultos contarem e a avó chorar muito. Um mês depois a avó materna que cuidava dela junto a família veio a falecer. Essa avó tinha para com ela uma relação de cuidado e muito amor. Depois destes eventos, quando estava na escola, bateu em um colega de classe que a irritou, jogando-o contra o gradil do pátio. A mãe relata que toda e qualquer palavra que não goste direcionado a ela, começa a brigar. Segundo a mãe, ela não gosta que fale de que sua mãe, está doente e usa muleta para andar. Condição após o acidente. Tem medo de perder a mãe e não consegue controlar a raiva.

D. mora com os pais, o irmão menor e os tios na mesma residência da avó. Ela quem cuida dos netos para os pais trabalharem. Outros eventos foram narrados por D. como por exemplo, após o falecimento da avó, a perda de seus brinquedos, principalmente uma boneca Barbie que havia ganhado da bisavó, uma bolsinha que era da sua bisa que queria tanto, foram doadas para outras pessoas da família. Por quinze dias, tempo de recuperação dos pais, ela foi cuidada pela tia iniciando um comportamento de tristeza e agressivo, com medo de perder os pais, observado pela família e pelos profissionais da escola. O colega irritou repetindo que sua mãe era aleijada, a qual ela reagiu: "Não gosto que falem que minha mãe é aleijada. Bati nele. Peguei pelo pescoço, apertei e joguei no gradil do Colégio". A menina alega que: "Não queria bater nele, mas ele me provoca e quando vê minha mãe chegando, sempre repetia a mesma palavra, aí fiquei com raiva. Tenho medo de perder minha mãe. Não tenho amigos na escola, ninguém gosta de mim" (sic).

Tem um irmão de cinco anos, a mãe cobra que ela brinque e cuide do irmão mesmo que ela não queira. Ela gostaria que os pais a levassem para o colégio, porém, depois do episódio do acidente, é a tia que cumpre esta função ou vai de transporte escolar. Com o acidente, surgiram dificuldades financeiras e a família precisou se reorganizar, com isso D. precisou trocar de uma escola particular para uma escola pública, a qual iniciou em 2022 e lá passou a ter comportamento agressivo. O ápice foi a agressão física em um colega, pois não conseguiu controlar a raiva após o colega verbalizar que "sua mãe é aleijada". Contou que passou a ficar desatenta na escola, perdeu o foco quando precisou desenvolver as atividades, sentiu nervosismo por motivos simples como a solicitação do professor para concluir uma atividade. Agitada, fala muito, questiona sobretudo. Pensa muito sobre o que fazer para não perder a mãe. Tem bom relacionamento com o Pai. D. tem ótima dicção, fala apropriada para a idade, comunicativa, adora ler. Apresenta um pouco de dificuldade em conhecimentos matemáticos e raciocínio lógico. Medo de perder a mãe, é afetiva, carinhosa e educada, não gosta de provocações, tem poucos amigos, é organizada e responsável.

MÉTODO DE AVALIAÇÃO

O que caracteriza a avaliação diagnostica infantil é o entendimento do sofrimento da criança em não saber agir em função do que pensa ou sente. Trinca (2013) comenta que ao atendermos situações humanas problemáticas que influenciam sobre a vida de uma criança, originando sofrimento psicológico, é preciso ser acolhedor. Na avaliação também foi utilizado o processo lúdico, a escuta da família e da escola.

O lúdico é fundamental na avaliação pois como relata Trinca (2013) ao brincar a criança experimenta um modo único para ela, na relação com a terapeuta, cria, imagina, estabelece vínculo e no decorrer das atividades vai dando significados aos seus sentimentos e pensamentos. Ao brincar, é capaz de apresentar seus valores, experiências, sua cultura.

TERAPIA COGNITIVO COMPORTAMENTAL NO CONTEXTO DA PÓS GRADUAÇÃO:
TEORIA E TÉCNICA APLICADA A CASOS CLÍNICOS

Foi realizada a avaliação diagnóstica, uma entrevista semiestruturada com a mãe, a tia que a cuida, o pai compareceu na terceira consulta avaliação complementada pelo pai e acrescentou a irritabilidade, falta de controle, a birra com o irmão, justificando que ela D. não entende que o irmão menor está precisando de cuidado mais que ela. Durante as sessões foram utilizados instrumentos como os jogos de tabuleiro, o brincar e o desenho, a pintura, o relaxamento, a música, testes. Entrevista com a família e com a escola. Durante as avaliações se procurou observar se D. tinha boa capacidade e habilidade de comunicação, interação social, atenção, memória, pensamento, inteligência, linguagem, afetividade e humor. Foi identificado uma dificuldade de D. relacionada a uma recusa em atender solicitações da mãe e ou da escola, medo de ficar longe da mãe, de perdê--la e apego forte com seus pertences, principalmente com suas bonecas.

Foi feita a aplicação do CBCL/6-18 Inventário de comportamentos para crianças e adolescentes de 6 a 18 anos versão Brasileira do "CHILD BEHAVIOR CHECKLIST FOR AGES 6-18 "(CBCL/6-18- BORDIN *et al.*, 2021) e conversado sobre os comportamentos apresentados. Este questionário tem o objetivo analisar os comportamentos sociais da criança e do adolescente resposta dos pais e ou responsáveis. A percepção e análise do teste aplicado destaca comportamentos que corrobora com a investigação do Transtorno de separação infantil.

Gráfico 1 – Escala de Transtornos Relacionados à Ansiedade Infantil (SCARED) Versão para pais. RESULTADO DO TESTE CBCL 06-18

Escalas	1º teste	2º teste
Escala de Atividades	23	10
Escala Social	11	09
Escala Escolar	10	03
Resultado Total	53	22

Fonte: os autores (2024)

Aplicado o teste nas primeiras semanas o nível de ansiedade da paciente apresentou -se alto nos aspectos de atividades das quais necessita de controle emocional. Dificultando e causando prejuízo nos itens que precisava relacionar com questões que não tinha uma boa compreensão corrobora com o diagnóstico de TAS. No segundo teste aplicado a paciente, foi realizado após receber atendimento terapêutico da TCC, nas respostas demonstrava mudança de comportamento; boa compreensão e demonstrava maior controle emocional.

Considerando a gráfico, o escore apresenta um alto nível de medo da separação. O 1º teste foi um instrumento a mais para definir o psicodiagnóstico. As respostas apresentadas pelos familiares, a observação e análise corrobora com o diagnóstico de Transtorno de Separação Infantil. Correspondeu a queixa apresentada e a briga na escola. O Medo intenso de separação dos pais e dos objetos que gosta muito; ciúme de suas coisas, das pessoas que ama: pais, irmão, tios, amigas próximas na escola. Sente raiva ou irritabilidade quando precisa dividir a atenção. Fala muito, ansiosa, procura resolver tudo sempre com perfeição e rapidez. Distraída e irrita- se facilmente quando não entende a fala do irmão que possui diagnóstico de dislexia.

No segundo teste aplicado, posterior a 14ª sessão terapêutica, com base nas intervenções da Terapia Cognitiva Comportamental, os resultados apresentados foram próximos com a mudança comportamental da paciente. A 2ª coluna D. já consegue controlar sua raiva em diferentes situações e a família continua no papel de apoio para a melhora da D.

INTERVENÇÃO CLÍNICA E TÉCNICAS UTILIZADAS

O tratamento terapêutico foi realizado em um período de 20 sessões, semanalmente com tempo de 40 min, as técnicas, e métodos utilizados foram com estudos da abordagem da TCC – Terapia Cognitiva Comportamental. Práticas de Psicoeducação, as quais as quais incluem, agenda, registros, anotações em diário, leitura, vídeos educativos e motivacionais, histórias infantis, tarefas simples de controle da ansiedade etc. Um aprendizado que reduz os níveis de ansiedade, desenvolve habilidades e auxilia para a prática em outros ambientes propiciando fazer uso após a execução do Plano terapêutico.

Nas técnicas de **psicoeducação** a arte e o lúdico estão diretamente ligados principalmente se este paciente for infantil. A arte permite criar, acalmar, experimentar, desenvolver habilidades, produzir retratando suas experiências. Quando criamos, utilizamos a arte para colocar os pensamentos e os sentimentos na ação que buscamos apresentar, demonstrar, contar, e isso auxilia na saúde física e mental. O desenhar, o pintar, o dançar, o cantar; a arte proporciona ao paciente narrar fatos que não possua segurança em expor. Através da arte a paciente expõem seus pensamentos em relação ao sentimento, significando as suas vivencias. Atividades que permite reprodução em casa com auxílio dos pais em momentos que não esteja sentindo- se bem. O uso da técnica d- Relaxamento, auxilia na volta para seu interior, na percepção de atenção ao corpo, e nas mudanças que acontecem quando se está ansiosa ou com medo.

Wright *et al.* (2019), comentam que o relaxamento muscular é um dos principais mecanismos para a atingir a resposta de relaxamento. Ensina-se a liberação de modo sistemático da tensão em grupos musculares por todo o corpo. À medida que a tensão muscular diminui, o sentimento subjetivo de ansiedade geral se reduz.

Nas sessões as técnicas de relaxamento usadas as respostas foram positivas, ressaltando que a prática deste aprendizado pode ser um recurso a ser utilizado fora do ambiente clínico em situações de tensão percebida pela paciente, corroborando com sua segurança e autonomia. Segue as atividades realizadas com D. todas aqui apresentadas e autorizadas pelos pais pela paciente.

LUDOTERAPIA

Foi realizada uma **brincadeira com bola**. Arremesso de bolas coloridas no cesto com orientações de que erramos e acertamos e que a vida pode ser vista de maneira as vezes mais triste ou mais alegre, mas teremos sempre o atendimento a família, que nos acolhe cuida e orienta. Essa atividade possibilitou que a paciente tivesse uma descontração, e percebesse que as preocupações existem, algumas podemos resolver outras são resolvidas pelos adultos. Esse exercício também mostrou a baixa aceitação de D. em relação a perder em jogos de competitividade.

Montagem do quebra cabeça da Cinderela: Na sessão conversamos sobre a história da cinderela que recebeu uma rede de apoio e tornaram seus amigos para sempre. Realizou o relaxamento "estou muito feliz" (sic). Ela relata que "gostei muito do quebra cabeça e sei agora que, muitos que nos ajudam são nossos amigos como os nossos familiares, as pessoas da escola, da igreja. Entendimento que todos podem formar um belo conjunto, uma boa obra, um excelente trabalho. Como quebra cabeça precisa ser pensado o lugar que cada um ocupa, D. gosta muito de cantar a música Lilás de Djavan Esta música fez parte de um trabalho de cantar, sorrir, pensar no amanhã, antes do relaxamento onde a terapeuta perguntou: O que você faz para ficar calma relaxada? (sic) "desenho, gosto de cantar". A música me faz bem. Gosto de cantar e pediu para ouvir a música mais de uma vez. Assistiu vídeo da música. Falou das cores, do céu, do mar e sempre outro dia. Mesmo tão pequena com muita compreensão das coisas. Sorriu. Realizou relaxamento ao final da sessão. Paciente entendeu que em momentos tristes podemos fazer outras coisas que promovam outra emoção, importante fazer o que gostamos. Desenhar, cantar, ler, brincar relato de atividades que mais gosta.

Leituras de livros infantis sobre diferentes temas. Hoje é momento da leitura. leitura do livro: *Como eu me sinto quando estou triste.* Livro de linguagem simples, com gravuras coloridas grandes e textos curtos da autora (SPELMAN, 2018). Com facilidade de compreensão para os pequenos narrando a tristeza como sentimento que não podemos negar, todos nós sentimos tristeza inclusive as crianças quando somos ignorados, ninguém nos escuta, quando outras pessoas que amamos estão tristes etc., no entanto o sentimento de tristeza não dura para sempre, vem, mas passa. Após a leitura do livro, olhamos as gravuras, conversou sobre estar triste por medo de perder a mãe. Fez relaxamento, passou a sentir se melhor. Ao ser apresentada a Régua dos sentimentos relacionou uma melhora do momento que chegou ao momento de final de sessão.

Leitura do livro *Sobre a amizade* (SPELMAN 2018). Utilizado para trabalhar a aceitação de outro, de como ele é, e aprender a conviver com as diferenças. Ao final da sessão a paciente ao observar a régua dos sentimentos apresentou - se bem, narrou que possui poucas amigas e sempre tem uma que conversa com ela e ajuda nas atividades em grupo na escola. Fora da escola a família não aceita que se comunique com outras crianças sem que seja seu irmão. Os pais são rígidos com a pequena, não oportunizam relações de afetividade e convívio em outros ambientes sem que seja a escola. Entendem que é pequena e não pode estar participando de festividades ou a passeio com as amigas. "como estou bem, adorei a leitura, tenho poucas amigas, mas muito legais" (sic). A atividade realizada possibilitou a paciente a descontração, e perceber que as preocupações existem, algumas podemos resolver outras são resolvidas pelos adultos. Ao final da sessão foi trabalhado com instrumento de perguntas, respostas e orientações com os pais por 10 minutos sem a presença da criança. Qual a importância das relações afetivas? A dificuldade de manter as relações na escola se não tem ligação posterior em outros espaços que não seja escola?

A faixa etária hoje com 10 anos e ao passar de fase para a adolescência, vai enfrentar dificuldades em trabalhos coletivos na escola. A diferença entre os irmãos de mais de 7 anos e de gêneros diferentes necessitando assim de outras relações além do irmão. A mudança de escola Municipal para escola Estadual onde a D. pode ter dificuldade de adaptar-se pelo maior número de crianças e adolescentes; maior complexidade das relações.

Os pais e responsáveis entenderam a importância da amizade além da escola. Orientados a ler e acompanhar a paciente, compreendendo que há mudanças. Piaget (1988) descreve como atomismo explícito; para o pesquisador na fase da III Infância estágio operatório concreto na faixa etária dos 07 aos 12 anos, fase em que a criança passa por experiências, possui capacidade cognitiva, elabora esquemas mentais, constrói o pensamento, é capaz de refletir sobre o mundo a sua volta, questionar com o adulto o certo e o errado, tem liberdade e vontades próprias da idade, estabelecendo relações afetivas na escola capaz de se agruparem com seus pares em comum. Brinca, estabelecendo regras, construindo pensamento em relação as situações sem a submissão do adulto, mas livre e naturalmente resolvendo seus conflitos e quando não, vai em busca do apoio do adulto. Possui inteligência bem desenvolvida, impõe suas vontades naturalmente com base nos valores recebidos e os grupos que participam. Em relação a afetividade em relação ao núcleo familiar é diferente da afetividade constituída nas relações sociais, a cooperação entre os pares, as relações no ambiente escolar tendem a contribuir para a formação do indivíduo, ter mais autonomia, respeito e compreensão das situações que a cercam. Os pais devem atender, mas permitir o desenvolvimento natural e respeitar a vontade da criança. Os pais resolveram repensar sua prática de repressão a D., presentear ela com um celular para falar com as amigas da escola. Dialogar mais para atender as necessidades da pequena dentro de um limite estabelecido por eles.

Leitura do Livro Infantil *O que cabe no meu mundo, Sensibilidade* (BREJO, 2022). Leitura e exploração das figuras em relação ao texto. Conteúdo de fácil compreensão de letras e gravuras grandes que permite a criança pensar e viajar com os personagens de maneira a simples com ações do cotidiano infantil.

Segundo relato da menina D. Com a leitura aprendemos mais. Estou feliz minha mãe vai fazer a cirurgia da perna. Vai voltar a andar como antes. (não vai usar a muleta). Conversado que é uma possibilidade para melhora, mas pode precisar de muletas.

BARALHO DAS EMOÇÕES

Com a mescla das cartas do baralho das emoções, foi realizado um diálogo com diferentes temáticas e o sentimento que nutre em cada situação. A atividade com o baralho visa gerenciar as emoções. Martins(2022) escreve sobre os pensamentos negativos e positivos que sentimos como raiva, medo, tristeza, nojo, alegria, amor, com questões dando condições de fazer uma autoconsciência dos nossos pensamentos em relação ao que estamos sentindo percebendo as reações do corpo físico.

O trabalho com o baralho de maneira representativa com desenhos e escrita dos sentimentos associado a técnica de psicoeducação trabalha com a relação de autoconsciência do paciente em relação ao que pensa e sente. O exercício permitiu a D. fazer uma narrativa de seu memento, compreender suas reações. Selecionadas no Baralho das emoções fazendo com que possa perceber o seu comportamento em relação ao contexto social, e o que sente e pensa individualmente. Reestruturando com a técnica seus pensamentos disfuncionais das crenças negativas ao substituir por figuras com sentimentos positivos, permitindo refletir sobre as vivencias boas que a cercam quanto isso a faz feliz. Sentiu-se muito melhor. Técnica assertiva para a criança. Após o trabalho com o baralho foi realizado o relaxamento D. concluiu a sessão com muita alegria.

Figura 1 – Baralho das emoções

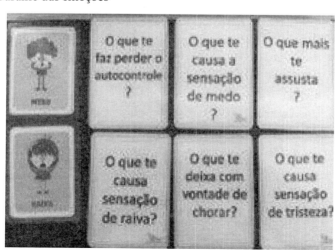

Fonte: os autores (2024)

Figura 2 – Baralho das emoções

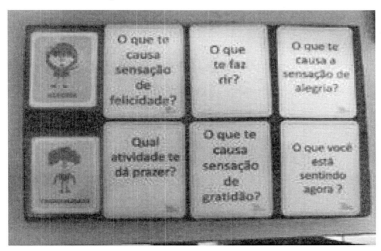

Fonte: os autores (2024)

As emoções de acordo (Stallard, 2021) envolvem programas que visam identificar mudanças fisiológicas que ocorrem associadas as emoções. É importante fazer o monitoramento emocional, onde se identificam os horários, lugares, atividades ou pensamentos associados a sentimentos agradáveis e desagradáveis, podendo ser usadas escalas para avaliar a intensidade das emoções. O manejo emocional consiste em técnicas de relaxamento ou técnicas de respiração que auxiliam no controle emocional. O monitoramento de atividades é usado para promover a consciência do vínculo entre o que fazemos e como nos sentimos e nos comportamos. As atividades comportamentais são atividades que incentivam ao paciente ser mais ativo. A reprogramação de atividades é a reprogramação de atividades positivas de elevação de humor que visam auxiliar em momentos de emoções desagradáveis.

Este trabalho da educação emocional tem por objetivo a redução do descontrole e a mudança de hábitos principalmente aqueles causadores do descontrole emocional de sentimentos desagradáveis. Para o desenvolvimento na sessão foram separadas as cartas previamente, com o intuito de conversar com as questões diretamente ligadas a suas emoções de irritabilidade e raiva. Ao término da sessão estava bem tranquila. Relatou a importância em falar sobre o que sente, solicitou outras questões e manuseou todo o baralho de emoções.

ARTETERAPIA - PINTURA E DESENHO

Iniciou com o manuseio de tintas, lápis e que cor mais agrada. D. relata que a cor que mais gosta de vestir é preto. Brincou com as cores, relembrou e leu a formação das cores secundárias descritas na caixa: "Faz muito tempo que não faço pintura, em casa minha mãe não deixa por causa de meu irmão e na escola quase não fazemos. Vou pintar a Pepa Pig de outra cor. Posso? sim a pintura é sua". Pintou ao som de música instrumental com volume baixo, contribuindo para a calma da paciente. A pintura me deixa muito feliz. Solicitou em pintar outra cena. Gosto de todas as cores, mas vestir gosto de preto. Como fica bonito quando misturamos as cores.

Figura 3 – Pintura e desenho - 1

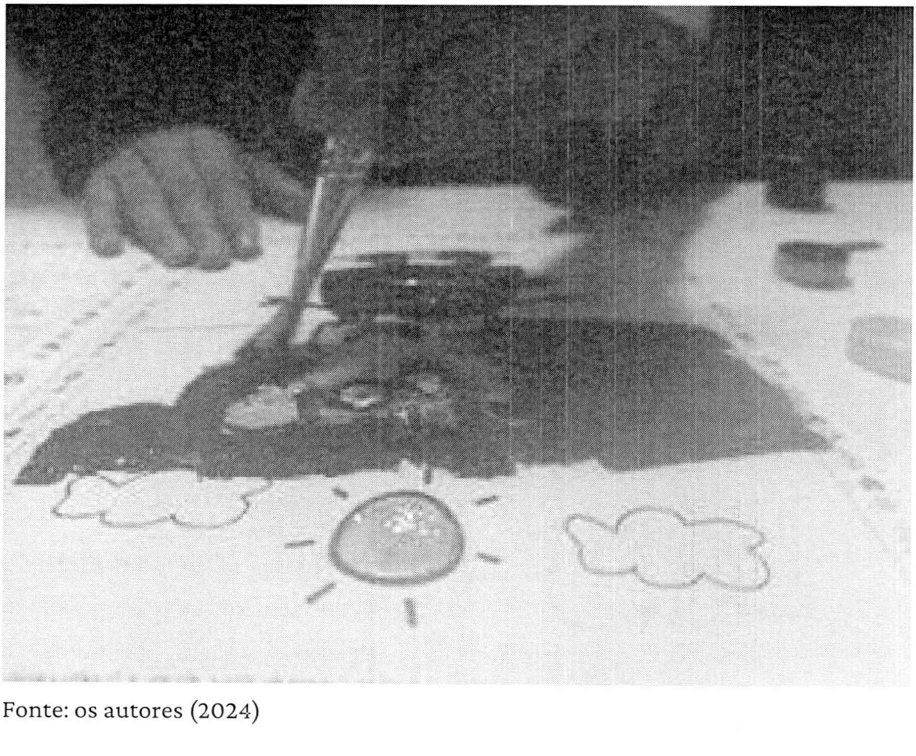

Fonte: os autores (2024)

Figura 4 – Pintura e desenho - 2

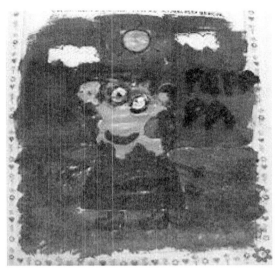

Fonte: os autores (2024)

Desenho da família

Havia feito um desenho no início das sessões.

Figura 5 – 1º Desenho - família sem D. nesse contexto familiar

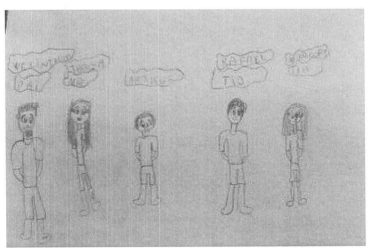

Fonte: os autores (2024)

Figura 6 – 2º Desenho: Apenas as cabeças dos familiares. "O cérebro é mais importante" narrativa da D.

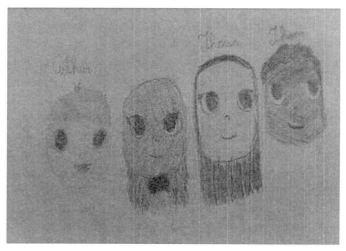

Fonte: os autores (2024)

Figura 7 – 3º Desenho: Toda a família, com os Animais, mãe pós cirurgia. Penúltima sessão. Muito feliz

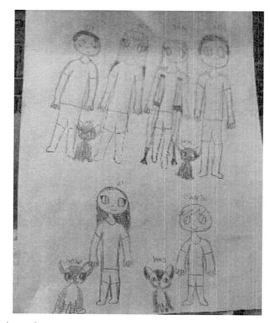

Fonte: os autores (2024)

Figura 8 – Muito feliz, dançando de felicidade. Na sessão foi sugerido a D. estar concluindo o processo terapêutico com desenho o que lhe agradava; pois sempre relatava que quando não está na escola o que mais gosto é desenhar, assistir TV (autorizado pela paciente e pelos responsáveis - 2023)

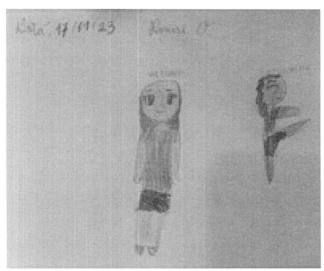

Fonte: os autores (2024)

REESTRUTURAÇÃO DO PENSAMENTO DE TRISTEZA

D. compreendeu que, "Como estou bem, entendi que a tristeza vem e vai embora". A paciente criança, entendeu que é capaz de vivenciar o sentimento negativo e pode vivenciar sentimentos positivos, pois a tristeza não dura muito. "Posso ficar triste, mas vai passar". No processo terapêutico se observou que D. apresentava algumas distorções cognitivas como a generalização: "não tenho amigos" "ninguém gosta de mim" "nem brincar elas brincam comigo"; "fico sozinha". Isso foi trabalhado para que ela percebesse que na verdade ela tem algumas amigas e que isso deve ser valorizado.

Também apresentou pensamentos de cunho negativo como "não mereço ter amigos; sou fraca; sou medrosa; não posso me proteger sou vulnerável". Estas crenças foram trabalhadas e reestruturadas com bons pensamentos e a busca de crenças mais positivas, fazendo com que D. valorizasse que "sempre tem com quem conversar, que algumas pessoas estão disponíveis e no futuro elas se tornam amigas. Que ela é uma pessoa confiável; pode escolher; pode ter sucesso e triunfar, pois, isso já acontece na sua vida. Exemplo: Meu maior medo é ficar longe da minha família e algo ruim e não poder salvar essa pessoa e ficar sem ela. E ter de tentar me sentir adulta e me sentir mais responsável para cuidar da casa.

QUESTIONAMENTO SOCRÁTICO

Realizado para que D. compreendesse a importância das boas relações e fazer amigos. Amigos para sempre. Por que é bom ter amigos? Quem são meus amigos? Quantos tem? O que um amigo pode contribuir em nossas vidas? O que mais gosto de fazer quando estou com e meus amigos? Qual é a importância de ter amigos? Para receber afeto em momentos de tristeza, troca de experiências em trabalhos escolares, alegria e brincadeiras em momento de lazer.

Na sexta sessão chegou ao consultório acompanhada da mãe. Estava com medo na expectativa do que pode acontecer, pois a mãe está prestes a fazer uma cirurgia. Relatou sobre os exames da mãe, "pois agora terá vai finalmente fazer a cirurgia da perna". Acolhida pela terapeuta e convidada a encontrar soluções para as suas preocupações e pensamentos disfuncionais.

Os pensamentos automáticos negativos são muito autocríticos e geram estados emocionais desagradáveis, como ansiedade, raiva, infelicidade e comportamentos disfuncionais, como afastamento social ou evitação. (PIAGET,1988).

BRINCADEIRA DE PERGUNTAS E RESPOSTAS

Você tem direito a fazer três perguntas e responder

1. **O que acontece comigo que me deixa nervosa? Não sai da minha cabeça o assunto.**

As preocupações existem, podemos pensar em soluções e desenhar ou fazendo relaxamento. (sic) Faz dois anos e meio do acidente, comparo o quanto já melhorou, ela está melhorando. Quero passar o maior tempo com ela.

2. **O que já deu certo?**

Melhora da mãe, estar bem no colégio. Com as sessões compreendi que a tristeza vem mais passa vindo outros pensamentos bons. Compreendendo a perda da minha avó e menos agressividade com os colegas da escola entende mais a vida.

3. **O que gostaria de perguntar?**

Porque meu irmão não fala correto com 6 anos?

4. **Por que ficamos com raiva?**

Existe coisas que precisam de muita pesquisa para obter a resposta, neste caso a condição de fala do seu irmão. Você diz que ele já está sendo atendido logo teremos uma resposta final. Quanto ao problema de ouvido do irmão já está sendo investigado. Importante que você o compreende, brinca, cuida, ama. Lembrando que se ficar atenta a fala e pedir para ele fale bem devagar vai ajudar você a entender o que está pedindo. A raiva é um sentimento desagradável que gera um comportamento as vezes agressivo verbal ou físico, acompanha um sentimento de irritabilidade de algo que não gosto de sentir causando um desequilíbrio no organismo e este reage de diferentes maneiras. Quanto ao problema de ouvido do irmão já está sendo investigado. Importante que você o compreende, brinca, cuida, ama.

5. **Onde quero chegar?**

Muito longe como desenhista ou cantora. Realizou um desenho virtual intitulado "Lua Amada".

Figura 9 – Desenho virtual

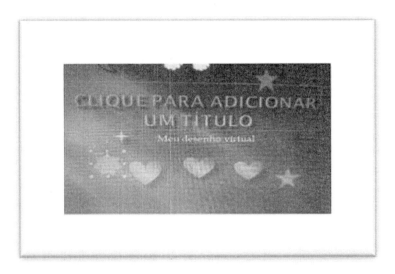

Fonte: os autores (2024)

Figura 10 – Desenho virtual intitulado por D.

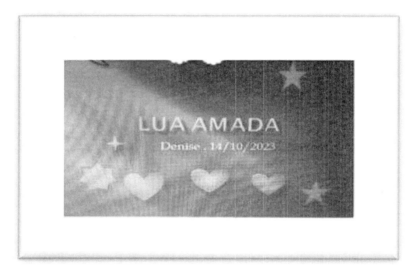

Fonte: os autores (2024)

EXERCÍCIO PSICOEDUCAÇÃO

Treino do controle da raiva

D, conta que perdeu o controle durante a semana, a partir de um fato que aconteceu na sala de aula. Cantaram os parabéns para um aluno e depois com quem...com quem...será que ele vai se casar... Fiquei brava, chorei muito, chamei todos de idiota; a professora diz ser só uma brincadeira; mas eu não gostei.

Foi realizado o Treino cognitivo comportamental para o controle da raiva.

1. **De quem é a responsabilidade da raiva?**

É minha porque eu fiquei com raiva e demorou passar a dor no peito.

2. **O que estimulou minha raiva?**

Quando falaram que eu ia me casar com o menino. Fiquei muito brava minha família não canta, todos sem educação. Fiquei muito tempo chorando depois xinguei todo mundo.

3. **Quais são meus sentimentos e necessidades diante desta situação?**

Dor de cabeça, irritada vontade de bater quando falaram meu nome.

4. **Que necessidade minha não está sendo atendida pela outra pessoa?**

Eu não sei por que cantam essas coisas.

5. **Quanto eu escuto o outro?**

Só escuto meus pais e os professores.

As principais respostas foram levadas a refletir que a raiva é um sentimento negativo que devemos eliminar com o que gostamos de fazer. Importante também entender a importância de reconhecer que também podemos deixar outros com raiva a partir do momento que devolvemos com raiva respostas e ou agressões. Ao reconhecer que não agiu corretamente, buscamos possibilidades de resolver a situação. Pratique ouvir e procure entender o outro. Livre-se do pensamento que causa a raiva.

PSICOEDUCAÇÃO: TÉCNICA DE PRÁTICA EDUCATIVA

Com cartões, modelo baralho das emoções, realizado com cartolina manualmente e Post it após a D. foi narrando eventos e com a terapeuta encontrando possibilidades para amenizar a dor encontrar soluções. Ouvir atentamente os pais pode auxiliar nas possibilidades de solução.

Figura 11 – Post it -1

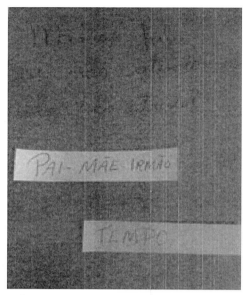

Fonte: os autores (2024)

Figura 12 – Post it - 2

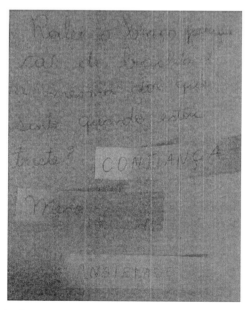

Fonte: os autores (2024)

RESULTADOS

Em relação ao momento inicial do tratamento terapêutico a paciente demonstrava irritabilidade intensa, muita raiva sem entender por que, pensava que o irmão deixava brava, os amigos faziam muita provocação, não gosto de minha vida, pensamentos negativos que narrou. Falou bem só dos pais por pouco tempo e chorou. Ninguém gosta de mim repetindo várias vezes. Ao final da 20ª vigésima sorria, feliz em perceber sua melhora, relatou quanto melhorou. D. sentia, mas segurança, se sentia confiante, positiva, segura. Fez amizades, conversava com as amigas e deixou de sentir-se irritada. Em família os pais observaram as mudanças, estavam dialogando mais em casa para o bem dos filhos. Os pais iniciaram também um tratamento com o irmão mais novo, tratamento com fonoaudiologia e psicologia. Seus pais relataram a mudança de comportamento, a alegria em casa e se dispuseram a continuar com práticas aprendidas em sessão para controle emocional que visam auxiliar D. em seu desenvolvimento. Como demonstrado em gráfico Régua dos sentimentos (KOSTYCZ, 2021).

Gráfico 2 – Régua dos sentimentos

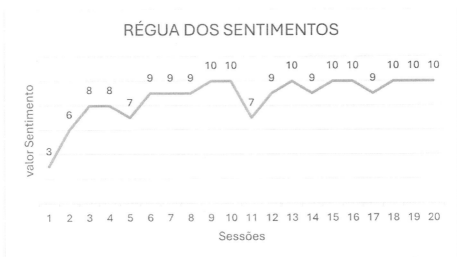

Fonte: os autores (2024)

Escala de indicação dos sentimentos que apresenta: quanto menor o valor, maior meu sentimento de tristeza, quanto maior o valor mais alegria estou sentindo. Feliz ao final do período de 20 sessões. A terapia cognitiva comportamental é assertiva em relação aos eventos atuais para a criança e para adolescente visto que o processo terapêutico em conjunto com tarefas práticas auxilia na compreensão em relação aos pensamentos e sentimentos que incompreendidos respondem as atitudes e comportamentos.

Para o transtorno de separação infantil a terapia Cognitiva Comportamental pode ser propicia em consultório clínico. O diagnóstico, as avaliações, a entrevista, relaxamento, técnicas de respiração bem como os testes indicados, as técnicas de psicoeducação para crianças e adolescentes, individual ou em grupo mostraram que os pacientes podem responder positivamente. Importante ressaltar que cada caso deve ser estudado com afinco para obtenção dos resultados positivos do terapeuta e do (a) paciente (s). Os resultados da melhora de D. foram constatados ao longo das sessões cabe ressaltar que as tarefas realizadas com a família contribuíram para o resultado e a alta da paciente.

CONSIDERAÇÕES FINAIS

No campo da Psicologia o modelo de abordagem da TCC, Terapia Cognitiva comportamental, mostra que diante dos eventos estressantes, cujos pensamentos são desadaptativos é possível fazer uma restruturação o qual leva a uma nova visão da situação problema melhorando a qualidade emocional do sujeito.

A terapia Cognitiva Comportamental coloca seu foco de trabalho no pensamento disfuncional, no sentimento causado pelo pensamento e nas atitudes comportamentais desencadeadas pelo evento. Na infância torna- se mais difícil a procura pelo trabalho do terapeuta, pois muitas vezes, os problemas das crianças, podem ser confundidos com birra, teimosia, o que leva a brigas com irmãos e ou amigos na escola. É preciso prestar atenção e observar se a criança precisa de ajuda, pois uma criança pode apresentar comportamento de raiva e medo quando se depara com situações que não consegue resolver. Em relação ao desenvolvimento doo Transtorno de Separação Infantil pode acontecer por uma perda em família, perda de um brinquedo ou algo que goste muito ou mesmo alguma mudança de escola, bairro ou cidade.

O diagnóstico requer estudo e observação, compreendendo os critérios diagnósticos. Importante no trabalho com a TCC, utilizar técnicas e métodos como a psicoeducação, o relaxamento, isso em conjunto com tarefas práticas assertivas para obtenção dos bons resultados.

REFERÊNCIAS

APA- AMERICAN PSYCHIATRIC ASSOCIATION. **Manual diagnóstico e estatístico de transtornos mentais:** DSM-5. Tradução Maria Inês Correia Nascimento. Porto Alegre - RS: Armed, v. XLIV, 2014, p. 192-195.

BORDIN, I.A.S.;PAULA, C. S.; DUARTE, C. S. CHILD BEHAVIOR CHECKLIST FOR AGES 6-18 "(CBCL/6-18. Departamento de Psiquiatria. Universidade federal de São Paulo. Escola Paulista de Medicina, 2001.

BOWLBY, John. **Apego e perda**: separação: angústia e raiva. Tradução Leonidas H. B. Hegenberg. 4 ed. São Paulo: Martins/Pontes, v. 2, f. 17, 2004, p. 303-316.

BREJO, Janaína Alves. **O que cabe no meu mundo II**: sensibilidade. 2 ed. Guarujá - SP: Bom-bom books, 2022.

KOSTYCZ, Rafaela. **Régua dos Sentimentos**: escala de 0 a 10. Sentimentos Positivos e Negativos. Ponta Grossa - PR: Faculdade Sant'Ana, 2021.

MARTIN, S. **Baralho das emoções**: representação e psicoeducação para adultos e idosos. Sinopsys, 2022.

PIAGET, Jean. **Seis Estudos de Psicologia**. Tradução Maria Alice Magalhães D' Amorim e Paulo Sérgio Lima e Silva. 23 ed. Rio de Janeiro: Forense Universitária, 1988, p. 13-57.

SPELMAN, Cornélia Maude. **Quando estou triste**. 2 ed. Gaspar - SC: Todo livro editor, 2028. (Como eu me sinto).

SHAFFER, D. **Psicologia Do Desenvolvimento** - Infância e Adolescência. Pioneira Thomson Learning, 2005.

STALLARD, Paul. **Bons pensamentos, bons sentimentos**: guia de terapia cognitivo-comportamental para adolescentes, jovens e adultos. Tradução Daniel Bueno. Porto Alegre: Armed, 2021,p. 214.

TRINCA, W. **Procedimento de Desenhos-Estórias**: formas derivadas, desenvolvimentos e expansões. São Paulo, Vetor, 2013.

WRIGHT, BROWN, THASE e DASCO (2019). Aprendendo a Terapia Cognitivo--Comportamental: Um Guia Ilustrado. Artmed, 2018.

CAPÍTULO 10

TERAPIA COGNITIVO COMPORTAMENTAL NO TRATAMENTO DO TRANSTORNO OBSESSIVO COMPULSIVO

Ana Cristina Abreu Lima Klug
Solange Regina Signori Iamin
Maurício Wisniewski

INTRODUÇÃO

O Transtorno Obsessivo Compulsivo é considerado uma doença mental grave, sendo o quarto diagnóstico psiquiátrico mais comum (SOARES NETO *et al.*, 2011). Estima-se que a prevalência no Brasil seja em torno de dois milhões de indivíduos, podendo se manifestar em qualquer idade e sexo (CORDIOLI, 2014). Por ser uma enfermidade insidiosa, os sintomas iniciais são leves, graduais e imperceptíveis e tendem a apresentar flutuações em sua intensidade (BARLOW, 2023). Seu curso geralmente é crônico se não tratado, e está entre as doenças mentais mais incapacitantes, podendo durar a vida toda. O paciente teme não ser compreendido, sente vergonha e não acredita que possa se libertar deste funcionamento patológico. Desta forma, a busca pelo tratamento pode levar até 15 anos e ocorre geralmente quando compromete em demasia a rotina do paciente com níveis de ansiedade e estresse acentuados (Bortoli; Francke, 2018). Alguns apresentam remissão dos sintomas com poucas sessões de terapia ou com o uso de medicamentos, entretanto outros são refratários a qualquer abordagem (Cordioli, 2008).

Descrito pelo DSM-5-TR (APA, 2023), o TOC é composto por obsessões e compulsões, sendo que as obsessões são pensamentos, impulsos, ideias, imagens ou cenas recorrentes e persistentes que são vivenciados como intrusivos e indesejados. Por sua vez, as compulsões são comportamentos ou atos mentais repetitivos, verificações, contagens, limpezas excessivas, repetições de atitudes, necessidade exagerada de colocar objetos simetricamente, entre outros. Esses rituais impedem o enfrentamento dos medos e seu desaparecimento, tornando-se um hábito que o indivíduo não consegue frear. Passa horas muitas vezes envolvido neste emaranhado mental e acredita que obterá alívio com os rituais e com as evitações, entretanto, sente-se cada vez mais ansioso e incapaz de lidar com o problema (APA, 2023). Vale salientar, que tanto as obsessões quanto as compulsões estão presentes em outros transtornos psiquiátricos, como transtornos de ansiedade, alimentares, dependência química e depressão, o que por vezes pode adiar o diagnóstico de TOC.

Esse transtorno compromete não apenas o indivíduo, mas também as pessoas que convivem com ele, deteriorando as relações, alterando sua rotina, restringindo o uso de objetos e espaços, causando uma sobrecarga e disfunção familiar e cerceando a liberdade de todos. Estes, envolvem-se com as necessidades do paciente em torno de sua doença, trazendo consequências negativas para ambos. Nem sempre se dão conta do comportamento patológico, e não percebem as alterações em sua qualidade de vida decorrentes da progressiva adaptação aos comportamentos e rituais compulsivos do paciente com TOC (SOARES NETO *et al.*, 2011).

Apesar das dificuldades do TOC, este transtorno tem tratamento sendo a Terapia cognitivo comportamental (TCC) a abordagem de escolha. A TCC tem sido amplamente utilizada e mostra-se efetiva na redução dos sintomas do TOC em 70% dos pacientes que aderem ao tratamento (CORDIOLI, 2008). Identificando as convicções e crenças erradas que o paciente tem de si mesmo, possibilita uma interpretação mais realística, fazendo com que o indivíduo enfrente a realidade de forma mais adaptativa. Pensamentos, crenças e comportamentos que estão cristalizados há anos passam a ser questionados, o paciente é exposto às situações que evitava, aprendendo novas formas de lidar com o medo e a ansiedade. O entendimento de que existe um alívio ilusório dos rituais e do estado hipervigilante, diante das evitações, é um dos pilares desta terapia, que faz do enfrentamento sua referência. Sentindo-se aliviado, repete os comportamentos a todo momento, perpetuando a doença. Corrigindo os pensamentos disfuncionais, as crenças distorcidas sobre suas convicções, as ameaças e os riscos, o paciente passa a enfrentar os objetos, lugares ou situações que desencadeiam o medo, estabelecendo um novo comportamento e funcionamento mental (CORDIOLI, 2014).

A cada repetição dos exercícios de enfrentamento, tanto o impulso para realizar os rituais quanto a intensidade da ansiedade diminuem significativamente, ao que se chamou fenômeno da habituação, que é a base da Exposição e Prevenção de Resposta (EPR). Este exercício consiste no contato direto ou imaginário com os lugares, objetos ou situações que são evitadas em decorrência do medo, nojo e ansiedade que a exposição desencadeia. Assim a EPR tem por objetivo a abstenção de realizar os rituais e compulsões mentais que neutralizam os medos e desconforto associado às obsessões. A EPR em conjunto com outras técnicas da TCC e o uso medicações para as obsessões e compulsões tem sido as referências principais no tratamento do TOC (CORDIOLI, 2008).

A TCC é uma terapia estruturada, focada nos problemas e sintomas, relativamente de curta duração, com cerca de 20 sessões e que se inicia obtendo-se uma avaliação da motivação do paciente. Pontua-se a intensidade, frequência, hierarquização dos sintomas, e através da psicoeducação são dadas explicações objetivas e claras sobre seu funcionamento mental e comportamento, ressignificando as crenças e pensamentos arraigados (BECK, 2021).

Distingue-se de outras modalidades de psicoterapia pelos exercícios práticos que são sugeridos para serem realizados em casa, no trabalho e durante as sessões. A colaboração e participação ativa entre terapeuta/paciente também é um diferencial nesta abordagem, onde o terapeuta orienta, debate e de certa forma treina o paciente para o enfrentamento e tomada de decisão, dividindo tarefas para obter êxito no tratamento.

APRESENTAÇÃO DO CASO CLÍNICO

Paciente W., 22 anos, solteira, mora com a mãe (44 a., separada), irmã (24 a, também separada) e sobrinho(4 anos). W. não tem claro quando os sintomas começaram, mas quando entrou no cursinho, há dois anos (em 2022) precisou buscar ajuda psiquiátrica pelos sintomas de ansiedade que estava apresentando e comprometendo seu desempenho escolar. Percebe o quanto a ansiedade interfere em suas atividades, entretanto não tinha noção do quanto seus pensamentos e compulsões eram patológicos e tão paralisantes. Iniciou tratamento farmacológico, entretanto referia discreta melhora da ansiedade, persistindo os sintomas, o que a fez buscar acompanhamento terapêutico. Neste processo, identificou vários pensamentos disfuncionais, rituais, comportamento repetitivo, limpeza excessiva, evitação (pessoas e objetos) e gradativamente tomou consciência de que era portadora do TOC.

Paciente queixou-se de ansiedade, que comprometem sua qualidade de vida, cerceando sua liberdade, interferindo na sua produtividade escolar, na vida social e afetiva. Não entendia, até então, seu diagnóstico como patologia, cumprindo rigorosamente as determinações de seus pensamentos, gerando angústia e imobilidade para tomar decisões. Dizia não ter controle sobre esses impulsos, causando-lhe sentimento de culpa caso não os executasse a contento. Para Cordioli (2014) tais atos aliviam temporariamente a ansiedade, ou impede que ele se manifeste, entretanto levam o paciente a repeti-los a todo momento, perpetuando a doença.

W. apresentava compulsão por limpeza e simetria, obsessão por cumprir horários e por números pares. Necessitava realizar a limpeza da casa, quando retornava do cursinho, até a completa esterilização com álcool dos ambientes. Para tal, não delegava este afazer a ninguém, tendo certeza de que a tarefa estava bem executada. A compulsão por simetria se manifestava na organização das carteiras da sala de aula, que precisavam estar rigidamente dispostas, nos papéis organizados em cima da escrivaninha, meticulosamente colocados e nos móveis de casa dentro dos limites e ordem por ela estipulados. Acordava toda manhã às 5:30 h. com despertador, sem admitir um minuto a mais na cama para cumprir todo ritual de higiene pessoal e deixar tudo organizado a fim de que às 6:14 pudesse sair de casa até o ponto do ônibus (saídas 6:15). Observava se não existia fila, ou pessoas que conhecesse, pois causava-lhe extremo desconforto e mesmo com pessoas de seu relacionamento procurava evitar o contato. No horário do almoço, entre 12:30 e 13:00 dirigia-se ao restaurante, observando se havia acúmulo de pessoas o que interferia e adiava sua programação. Voltava ao cursinho, para assistir aulas de reforço, ou estudar até às 18:00, retornando à casa dentro do limite exíguo de tempo estipulado. Das 19:00 às 22:00 permanecia estudando, terminando seu dia dentro das expectativas previamente estabelecidas. Seus pensamentos obsessivos também se apresentavam quando estava lendo um livro, precisando interromper a leitura nas páginas pares, caso contrário sentia descontrole da situação. Quando ia ao mercado, necessita passar suas compras em caixas pares, ficando atenta a esse pormenor sem exceção. W. referia que toda sua rotina não podia ser diferente do planejado, e que qualquer alteração nesta programação se sentia ameaçada, com medo e insegura. Relatava que inúmeras vezes deixou de sair com amigos por ter que cumprir os rituais sentindo-se mais segura permanecendo em casa. Referia dificuldade de identificar e conter tais impulsos que eram rigidamente seguidos, causando desconforto e limitando sua rotina diária. Percebia que havia uma demanda física e emocional exaustiva até ser restabelecida a sensação de que as coisas estavam em ordem, simétricas, assépticas e sobre controle (Cordioli, 2014).

Paciente referia se sentir incomodada com os vários sintomas que o Transtorno Obsessivo Compulsivo desencadeava, como, ansiedade, suor excessivo, aumento dos batimentos cardíacos, distraibilidade com a durabilidade e frequência dos pensamentos intrusivos diários e medo diante da possibilidade de não cumprir com as demandas. Esses sintomas exigiam inúmeras revisões das disciplinas do cursinho, retomando várias vezes os mesmos conteúdos, pois era interrompida para executar os rituais. A rigidez no cumprimento da sua rotina comprometia sua saúde mental e física, exigindo inúmeras comprovações de tudo o que estava planejado conforme seus pensamentos.

Durante os atendimentos, W. teve a percepção do comprometimento em sua vida social, afetiva e intelectual, entretanto dizia não conseguir conter tais impulsos negativos que modulavam sua rotina diária. Pôde entender seu funcionamento mental como patológico, o que a fez buscar e dar continuidade à terapia. A crença central de desvalor ficou evidenciada quando referiu ser sua irmã detentora de elogios e afeto por parte de seus pais, desde que era criança. Sentia fazer um esforço demasiado em obter atenção, ao contrário da irmã que nada demandava. Recorda-se, quando pequena, do empenho em ser reconhecida por eles e que ainda persistia esse sentimento, buscando aprovação em fatos corriqueiros.

Raramente fazia atividades que estivesse fora de sua rotina, e caso surgisse algo inusitado, fora do planejado, sentia como ameaça, optando pela inatividade. Caminhadas ao ar livre, sair com amigos, viajar ou coisas que lhe dessem prazer não faziam parte de seu repertório. O aprisionamento a que estava submersa fazia com que evitasse tomar decisões, ou as prorrogasse inúmeras vezes, perpetuando este ciclo de pensamentos e comportamentos patológicos.

MÉTODOS DE AVALIAÇÃO

Os sintomas foram analisados a partir dos critérios diagnósticos do DSM-5-TR (APA, 2023). A sintomatologia foi compatível com TOC, sendo utilizada a Escala YBOCS (Goodman *et al.*, 1989). O resultado apresentou um escore de vinte e sete (27) pontos, sendo 14 para obsessões, 13 para compulsões, indicando sintomas severos. A segunda aplicação da escala YBOCS, 2 meses após a primeira aplicação, obteve um resultado com escore total de vinte e um (21) pontos, sendo 10 para Obsessões e 11 para Compulsões, o que sugere uma moderação de sintomas. Foi aplicada a Escala de Procrastinação, tendo em vista o não cumprimento das tarefas que eram solicitadas, corroborando o comportamento de adiamento.

INTERVENÇÃO CLÍNICA E TÉCNICAS UTILIZADAS

Decidiu-se utilizar de recursos como RPD, psicoeducação, parada de pensamento e treino de respiração como coadjuvantes de seu tratamento farmacológico.

Deu-se início ao tratamento com a Psicoeducação sobre os sintomas do TOC (Cordioli, 2014). O treino de respiração lhe foi sugerido diante da sudorese, aumento dos batimentos cardíacos e da ansiedade causada pelas obsessões e compulsões. Foi utilizado o treinamento de relaxamento e treinamento de respiração de Wright, Basco e Thase (2008), que conseguiu reduzir os sintomas de ansiedade e foi possível iniciar a reestruturação cognitiva usando o registro de pensamentos disfuncionais (RPD). Aprendeu a identificá-los, monitorar e reatribuí--los o que levou a alteração de sua percepção sobre si mesma, sobre os sintomas do TOC e o que acontecia ao seu redor, aliviando seu sofrimento psíquico. Esta prática aliviou os sintomas ansiosos, reduzindo os pensamentos intrusivos ao longo do dia, o que melhorou sua qualidade de vida. O registro dos pensamentos automáticos no papel é uma das técnicas da TCC mais úteis e mais frequentemente usadas. O processo de registro chama a atenção para cognições importantes, dá um método sistemático para praticar a identificação de PA e frequentemente estimula a indagação sobre a validade dos padrões de pensamento (Wright *et al.*, 2008).

Através do RPD foi identificado além dos pensamentos, as emoções, comportamentos e os pensamentos funcionais, abaixo citados:

Quadro 1 – Registro de pensamentos disfuncionais

Situação	Pensamento disfuncional	Emoção	Comporta-mento	Pensamento funcional
fazer almoço	Tenho que fazer bem feito para que elogiem meu prato	Ansiosa	Buscar receitas para evitar erro	Vou me diver-tir fazendo algo novo
Fazer prova no cursinho	Preciso ser a melhor! Minha mãe vai gostar!	Medo	Tentar revisar vários conteú-dos até o horá-rio da prova.	Estudei muito, vou me sair muito bem!
Lendo um livro.	Preciso limpar a casa à tarde, estudar tudo, fazer meu almoço! Pensamentos intrusivos durante a leitura. Tenho que parar na página par! Acho que vou parar e ler semana que vem	Ansiosa	Inquieta, sem se concentrar na leitura	Vou ler um capítulo do livro e depois me organizo
Amanhã vou p o cursinho mais cedo!!	Ninguém organiza as carteiras como eu!	Apreensiva para deixar tudo em ordem até os colegas chegarem	Inquieta para concluir a tarefa	Ninguém se importa com a simetria das cadeiras
Vou sair com os amigos sábado	Quem será que vai estar lá? Não gosto de pessoas estranhas. Será que deixo para sair semana que vem?	Ansiedade, medo	Procurando se distrair para não pensar em quem estará lá	Vou conhecer pessoas novas!
Em casa tentando estudar	Amanhã eu estudo o que estava atrasado (adiei novamente)	Ansiedade, medo	Isolamento	Vou conseguir estudar todas as disciplinas

Situação	Pensamento disfuncional	Emoção	Comportamento	Pensamento funcional
Preciso sair de casa às 6:13	Não posso atrasar	Ansiedade	Controlar o relógio precisamente	Posso encontrar alguém interessante
Preciso limpar a casa	Tudo tem que estar limpo e esterilizado. Minha mãe e irmã vão gostar!	Preocupação com a meticulosidade da limpeza	Limpar e esterilizar tudo	A casa está limpa! Posso tomar banho e estudar! Assim adianto os conteúdos!

Fonte: elaborado pelos autores (2024)

Um dos pensamentos disfuncionais estava relacionado a procrastinação, *"amanhã eu faço esta tarefa"*. Assim foi trabalhado a procrastinação, e foi aplicada a escala de Procrastinação (LAY,1986) cujo resultado foi de sessenta em um (61) o que indica um nível médio/alto de procrastinação. Este resultado é corroborado pelas evidências por meio dos comportamentos que apresenta características extremas de procrastinação, com pensamentos frequentes de "eu *vou fazer isso amanhã"*. Assim, as atividades ficavam pendentes de serem realizadas por dias ou meses. O comportamento que a paciente apresentou em relação às tarefas solicitadas na terapia bem como sua postura de adiamento de todas as suas atividades corriqueiras, foram corroboradas por esta escala.

W. relatou sobre sua rotina relatando sempre adiar compromissos, e que procurava corresponder às demandas de sua mãe e irmã. Estava a dois anos, desde o ano de 2022, envolvida com o cursinho, mas referiu que mesmo antes deixava as tarefas para o dia seguinte, para a outra semana e quando percebia passava um, dois ou três meses sem ter realizado nenhuma tarefa que se havia proposto. Referiu também ter muita dificuldade em alterar sua rotina, necessitando sempre se programar com muita antecedência. Estes comportamentos de W. puderam ser verificados na terapia, pois ela não conseguia fazer as tarefas de casa, como a leitura dos livros indicados, o treino de respiração e o RPD. A partir desta coleta de dados foram aplicadas técnicas para melhorar a procrastinação (SOARES, 2017)

Após identificar os pensamentos disfuncionais, foi orientado como fazer a parada de pensamento (WOLPE, 1978), criando imagens agradáveis, ou pensamentos positivos que serviam de distração, substituindo-se o foco.

Para conter os rituais de simetria foi-lhe sugerido o exercício de Cordioli (2014) a fim de quebrar a sequência de comandos, como, não organizar mais as carteiras do cursinho, os móveis de casa, etc. limitando o tempo que demandava a estas tarefas.

Realizamos a técnica da seta descendente a fim de auxiliar a paciente a questionar suas crenças arraigadas, alterando seu pensamento disfuncional. Identificamos, por exemplo este pensamento intrusivo negativo: "Eu não tenho valor, minha irmã nada faz e sempre é reconhecida". Paciente dizia ter esse sentimento desde criança e que até hoje persistiam. W. percebe seu empenho em ser notada e valorizada principalmente por sua mãe e irmã esperando receber elogios, validando seu êxito. Foram feitas perguntas relacionadas a receber ou não aprovação, qual o sentimento/comportamento manifestado? E caso não fosse aprovada, o que aconteceria? E se for aprovada? O que aconteceria na sequência? O que sentia em relação à sua irmã, se aprovada, e em relação à sua mãe? Precisava da aprovação de todos? Se sim, por quê? E se não, por quê? O que poderia acontecer se não houvesse elogios? Desta forma, desconstruímos um raciocínio cristalizado evidenciando o pensamento disfuncional, até ter a clareza do quanto era negativo.

Através do exame de evidências (Questionamento Socrático), procurou-se auxiliar a paciente a usar o raciocínio lógico substituindo os erros de avaliação com que interpretava a realidade por formas realistas e adaptativas.

Os resultados mostraram que a paciente teve clareza de sua capacidade em identificar e reestruturar de forma construtiva os pensamentos e crenças disfuncionais dando-se conta de que, embora os pensamentos ainda eram persistentes, ela dispunha de técnicas importantes para manejá-los e que deveria colocar em prática no seu cotidiano mesmo com o término da terapia.

RESULTADOS

Com a aplicação das técnicas terapêuticas como a psicoeducação, treino de respiração e relaxamento, RPD e EPR, a paciente mostrou uma melhora nos sintomas da ansiedade e do TOC. Isso foi corroborado pelo discurso de W, bem como pelo gráfico abaixo, onde pode-se verificar que houve uma melhoria nos sintomas do TOC.

Gráfico 1 – Resultado escala YBOCS

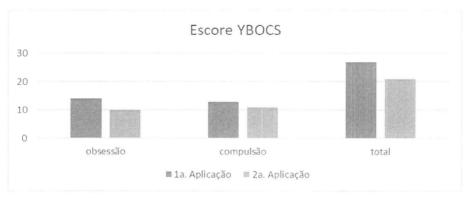

Fonte: elaborado pelos autores (2024)

De acordo com este gráfico, percebe-se que houve uma melhoria nos sintomas de obsessão e de compulsão, desde o início até o final da terapia, passando de um TOC severo para um TOC moderado. Na primeira aplicação o resultado apresentou um escore de vinte e sete (27) pontos, sendo 14 para obsessões e 13 para compulsões, indicando sintomas severos. Na segunda aplicação da escala YBOCS, realizada ao final de, obteve um resultado com escore total de vinte e um (21) pontos, sendo 10 para Obsessões e 11 para Compulsões, o que sugere uma moderação de sintomas.

Este resultado repercutiu em mudanças emocionais, permitindo que a paciente identificando alguns pensamentos conseguia frear e controlar essa impulsividade. Relatou perceber os rituais de limpeza e organização e procurou reduzir o tempo que demandavam. Relatou perceber o comprometimento de sua rotina em torno de "comandos" que exigiam tempo, ansiedade, muita angústia e comportamento desajustado.

CONSIDERAÇÕES FINAIS

O TOC é uma patologia que traz um imenso sofrimento para quem padece deste transtorno, pois interfere em vários aspectos da vida cotidiana, social e afetiva, afetando também as relações familiares, pois muitas vezes a família não compreende os rituais, as obsessões e os comportamentos de uma pessoa que sofre com este transtorno. Interfere nos estudos ou no trabalho, pois a pessoa perde muito tempo realizando os rituais e acaba procrastinando outras tarefas importantes afetando assim seu desempenho.

Apesar de todo o impacto do TOC na vida da pessoa, a terapia cognitiva comportamental é o tratamento de escolha para este transtorno e se mostrou eficaz no tratamento do TOC relatado neste capítulo.

Os sintomas podem ser gerenciados aumentando a qualidade de vida de quem padece deste transtorno, pois percebe-se melhoria nos desempenhos escolar e profissional. Há diminuição da ansiedade, da aflição e do desconforto. Melhoram as relações pessoais, a relação com a família e o ambiente familiar. O tempo dedicado aos rituais pode ser aproveitado para atividades mais interessantes, como lazer, convivência com as pessoas, viagens.

REFERÊNCIAS

APA- AMERICAN PSYCHIATRIC ASSOCIATION. **Manual diagnóstico e estatístico de transtornos mentais**: DSM-5-TR. ed. Porto Alegre: Artmed, 2023.

BARLOW, David H, Transtorno Obsessivo-Compulsivo. *In:* BARLOW, D. H. **Manual Clínico dos Transtornos psicológicos**. 6.ed. Porto Alegre: Artmed, 2023., p. 155-203.

BECK, J.S., **Terapia Cognitiva**: Teoria e prática. 3.ed. Porto Alegre: Artmed, 2021.

BORTOLI, Bruno Almeida de; FRANCKE, Ingrid Ávila. Tratamento psicoterápico do transtorno obsessivo-Compulsivo: perspectivas da terapia cognitivo-comportamental e terapia analítico-comportamental. **Aletheia**, Canoas, v. 51, n. 1-2, p. 131-142,

CORDIOLI, A. V. A terapia cognitivo-comportamental no transtorno obsessivo-compulsivo. **Brazilian Journal of Psychiatry**, v. 30, p. s65–s72, out. 2008.

CORDIOLI, A. V. **TOC**: Manual de terapia cognitivo-comportamental para o transtorno obsessivo-compulsivo. 2.ed. Porto Alegre: Artmed, 2014.

GOODMAN, W. K. *et al.* The Yale-Brown Obsessive-Compulsive Scale, use and reliability. **Arch Gen Psychiatry**, n. 46, p. 1006-1011.

LAY, C. H. At Last, My Research Article on Procrastination. **Journal of Research in Personality**, v. 20, p. 474-495, 1986.

SOARES, L. **Procrastinação**: Guia científico sobre como parar de procrastinar (definitivamente). 2017. (Audiolivro).

SOARES NETO, E. B.; TELES, J. B. M.; ROSA, L. C. DOS S.. Sobrecarga em familiares de indivíduos com transtorno obsessivo-compulsivo. **Archives of Clinical Psychiatry** (São Paulo), v. 38, n. 2, p. 47–52, 2011.

WOLPE, J. Cognition and causation in human behavior and its therapy. **American Psychologist**, v. 5, n. 33, 1978, p. 437-446.

WRIGHT, Jesse H., BASCO, Mônica R., THASE, Michael E., **Aprendendo a terapia Cognitivo-comportamental**. Porto Alegre: Artmed, 2008.

CAPÍTULO 11

CONTRIBUIÇÕES DA ABORDAGEM COGNITIVO-COMPORTAMENTAL EM UM CASO DE TRANSTORNO DE ANSIEDADE GENERALIZADA

Francisco de Assis Lauda
Mauricio Wisniewski

INTRODUÇÃO

A abordagem Cognitivo-Comportamental (TCC), é um tipo de terapia fundamentada em duas Tríades distintas. Uma delas diz respeito ao Eu, o Mundo e o Futuro de um determinado paciente. Já a outra é representada por Pensamento, Emoção e Comportamento. Cada uma destas tríades pode ser entendida como uma espécie de ciclo constante e ininterrupto (retroalimentado), onde cada elemento influencia o outro de forma contínua durante toda a vida de um indivíduo (BECK *et al.*, 1997). Assim, pode-se dizer que todos nós somos influenciados, em maior ou menor grau, pela maneira como pensamos e nos sentimos e que, dependendo da perspectiva adotada, isto pode tanto ser algo positivo como negativo.

Seguindo este raciocínio, a TCC nos mostra que a mente humana é feita de cognições e que estas afetam diretamente a forma como nos enxergamos, enxergamos o mundo e o nosso futuro. Assim, cognições positivas costumam gerar uma visão de mundo otimista e saudável, enquanto as negativas denotam uma perspectiva pessimista e desesperançosa. O controle sobre as nossas cognições serve, portanto, como mediador frente os caminhos traçados por nós e as decisões que tomamos durante a vida. Com o tempo, tal fator pode se tornar a diferença entre uma vivência satisfatória e íntegra ou uma vazia e sem sentido (BECK; ALFORD, 2009).

Assim, a TCC busca, sobretudo, estratégias e métodos para ressignificar os pensamentos disfuncionais nos pacientes, de forma que se reflita uma realidade mais positiva, funcional e saudável. Através dela é iniciado um processo de reinterpretação daquilo que nos faz mal, contribuindo para que nossas cognições negativas percam cada vez mais força e deem lugar a outras mais positivas. Dando-se o final deste desenvolvimento, a mente é então libertada de suas amarras e a autoestima começa gradualmente a aumentar (KNAPP; BECK, 2008). Tal processo de reflexão conduz a duas coisas essenciais: uma maior qualidade de vida e a eliminação (ou, ao menos, amenização) dos elementos negativos da psique humana (BECK *et al.*, 1997).

Visto que muito das nossas angústias internas tem a ver com os nossos pensamentos, logo se percebe a grande importância da TCC como medida preventiva ao sofrimento psíquico humano. Comparada às outras abordagens da Psicologia, a TCC mostra-se mais centrada na lógica e na resolução de problemas, com grande foco dado aos momentos presente e futuro de um paciente, e um menor ao seu passado. Trata-se de uma psicoterapia comparativamente mais curta (com seu tratamento médio durando em torno de 8 a 20 sessões) e altamente estruturada, com as queixas, focos e metas sempre bem delimitados. É altamente colaborativa, ou seja, terapeuta e paciente trabalham juntos com vistas a um objetivo pré-determinado. Somente através de uma colaboração mútua entre ambas as partes é que é possível se alcançar aquilo que se deseja na terapia da TCC (BECK; *et al.*, 1997).

Já a Ansiedade é caracterizada como um processo de ativação e preparo do nosso organismo frente uma situação potencialmente aversiva e/ou danosa. Trata-se de uma parte inata a todos nós a qual levamos para toda a vida, visto que está diretamente ligada ao nosso instinto de sobrevivência e autopreservação (LUCENA-SANTOS; *et al.*, 2015).

Em níveis mínimos, a ansiedade é considerada normal e até benéfica em muitos casos, visto que nos protege dos perigos do mundo e mantém a nossa integridade física e intelectual intacta. Entretanto, quando frequente e/ou demasiadamente intensa, se torna um transtorno e, consequentemente, um fator de risco à nossa saúde. Assim, se não for adequadamente tratada pode ser causadora de grandes danos ao portador e às pessoas à sua volta (HALES; *et al.*, 2012).

Alguns dos sinais e sintomas mais comuns da ansiedade são: Agitação psicomotora, nervosismo, respiração dificultosa, tensão Muscular, rubor facial, sudorese, palpitação, tremedeira, tontura, cefaleia, insônia, dificuldades de foco e concentração, desconforto gastrointestinal, visão exagerada (e trágica) do futuro.

Já o Transtorno de Ansiedade Generalizada refere-se a uma preocupação contínua e interminável acerca de múltiplas áreas temáticas distintas trabalho, família, religião, vida social, relações interpessoais e consequente avaliação e/ou julgamento dos outros, deslocamento urbano, sexualidade, relacionamentos amorosos, perspectivas sobre o futuro, etc. Assim como os demais tipos de ansiedade, o TAG é causador de sintomas condizentes com sofrimento psicofisiológico, porém em frequência e intensidade consideravelmente maiores (OBELAR, 2016).

Ao contrário das outras ansiedades, o TAG se diferencia por não ser diagnosticado de forma correta em muitos casos, devido ao seu maior grau de complexidade. A causa para isso parece estar nos próprios sintomas do Transtorno, especialmente os fisiológicos, que com frequência acabam sendo erroneamente identificados como pertencentes à outras doenças e/ou enfermidades, dificultando assim a delimitação acurada do TAG em diversos pacientes. A falta de diagnóstico e tratamento adequados comumente se traduz em algo comprometedor para o paciente, que continua com seu sofrimento por mais tempo que o necessário e tem sua vida dificultada (BRENTINI *et al.*, 2018, ARRIGONI *et al.*, 2021).

Tendo isto em mente, considera-se que as consequências do TAG podem se estender para muito além da psiquê de um determinado indivíduo, causando interferências graves em sua rotina diária e tornando-o total ou parcialmente disfuncional frente a sociedade (ANDRADE *et al.*, 2019). Portanto, o Transtorno de Ansiedade Generalizada necessariamente deve ser diagnosticado com o mesmo cuidado e tratado com a mesma intensidade, se não ainda mais, que as ansiedades comuns (MENEZES *et al.*, 2017).

De acordo com a Organização Mundial da Saúde (OMS, 2022), cerca de 10% da população mundial sofre com transtornos mentais, o que corresponderia, aproximadamente, a 720 milhões de pessoas. O Brasil é o país que lidera o ranking de ansiedade no mundo, com quase 19 milhões de pessoas com essas condições. Índice elevado de desemprego, recorrentes mudanças no rumo da economia, pouco acesso a serviços de saúde mental, muitas horas de trabalho por dia, falta de segurança pública, inseguranças quanto ao futuro e pouca qualidade de vida são apontados por especialistas como principais fatores para a alta prevalência de transtornos de ansiedade na população. Além disso, um estudo realizado pela Canadian Journal of Psychiatry comprovou que, quanto maior o uso de telas, maior o nível de ansiedade. Como o Brasil lidera o pódio dos países com pessoas que mais passam tempo conectadas, em média 5 horas por dia, o uso excessivo de computadores e smartphones também explica a alta prevalência de ansiedade no Brasil.

Em 2019, a OMS já estimava que quase 1 bilhão de pessoas viviam com algum transtorno mental, sendo que a ansiedade representava 31% desse total e a depressão, 28,9%. Em 2022, o Relatório Mundial de Saúde Mental pós pandemia do COVID-19, traz dados alarmantes sobre a piora dos transtornos mentais em todo o mundo, com aumento superior a 25% dos novos casos de depressão e ansiedade.

Logo, entende-se a ansiedade como um problema alarmante, cada vez mais frequente, cuja tendência é atingir um número progressivamente maior de pessoas nas próximas décadas. Daí a necessidade de se fazer o diagnóstico precoce e o tratamento adequado destes pacientes.

CASO CLÍNICO

JP., 32 anos, sexo masculino, engenheiro mecânico, filho do meio entre duas irmãs, casado. Apresentou queixas de crises de ansiedade que o acometiam quase diariamente. Suas preocupações remetiam a diversas áreas diferentes de sua vida, família, vida social e conjugal, tendo como consequência uma grande dificuldade para relaxar e manter o foco no trabalho durante o dia. Vários sintomas da ansiedade o acometiam, dentre eles: tremores, palpitação, respiração dificultosa e pesada, aperto no peito, insônia e, principalmente, dificuldade de concentração. Este último, em especial, o paciente revelou sentir em diversos momentos diferentes do seu dia, principalmente antes de dormir e durante momentos íntimos com a esposa. Sua mente desfocada era sempre descrita pelo paciente como algo que o impedia de iniciar o sono à noite e que dificultava - ou, de fato, impedia - a ejaculação durante o sexo.

Segundo palavras do paciente: "sempre sofri de ansiedade". Embora o paciente não saiba identificar com precisão o gatilho inicial para sua ansiedade, relata que pode ter iniciado na infância, pois nesta época já apresentava dificuldades frequentes na realização de tarefas simples quando na presença de outras pessoas (ex: esperar no caixa pela sua mãe ao ir no mercado ou ajudar nas tarefas de casa). Relatou, ainda, que cresceu tendo um receio constante da opinião dos outros e da ideia de desapontá-los. Assim, o paciente evitava ao máximo dizer o que pensava, mesmo a pessoas próximas a ele, como familiares e amigos. A ideia de ter de discordar de alguma opinião contrária à sua e lidar com as posteriores consequências lhe causava grande sofrimento psíquico, o que afetava diretamente a sua habilidade para se impor e expressar as suas opiniões.

Uma preocupação em especial acometia o paciente: sua vida sexual, que afetava diretamente o seu desempenho e lhe causava um grande sentimento de culpa. Seu maior receio era que sua esposa pensasse que ele a achava indesejável. Este sentimento, era ainda, diretamente reforçado pelas constantes insinuações de sua esposa acerca dele a estar traindo com outras mulheres. Embora lhe causasse grande sofrimento psíquico, por vergonha e constrangimento, ele nunca havia conversado com ela abertamente sobre estes problemas.

MÉTODOS DE AVALIAÇÃO

Inicialmente foi realizada a Conceitualização Cognitiva referente à queixa trazida pelo paciente e coleta de dados importantes, como: histórico da infância e adolescência, relacionamento com os pais, irmãos, familiares e parceiros conjugais, seu trabalho, vida social, sono, bem como seu humor atual.

Além disto, foram utilizados os seguintes Critérios Diagnósticos do DSM-5 (APA, 2014) para identificação de seu quadro psicopatológico:

> **A.** Ansiedade e preocupação excessivas (expectativa apreensiva), ocorrendo na maioria dos dias por pelo menos seis meses, com diversos eventos ou atividades (tais como desempenho escolar ou profissional).
> **B.** O indivíduo considera difícil controlar a preocupação.
> **C.** A ansiedade e a preocupação estão associadas com três (ou mais) dos seguintes seis sintomas (com pelo menos alguns deles presentes na maioria dos dias nos últimos seis meses).
> 1. Inquietação ou sensação de estar com os nervos à flor da pele.
> 2. Fatigabilidade.
> 3. Dificuldade em concentrar-se ou sensações de "branco" na mente.
> 4. Irritabilidade.
> 5. Tensão muscular.
> 6. Perturbação do sono (dificuldade em conciliar ou manter o sono, ou sono insatisfatório e inquieto).

D. A ansiedade, a preocupação ou os sintomas físicos causam sofrimento clinicamente significativo ou prejuízo no funcionamento social, profissional ou em outras áreas importantes da vida do indivíduo.

E. A perturbação não se deve aos efeitos fisiológicos de uma substância (p. ex., droga de abuso, medicamento) ou a outra condição médica (p. ex., hipertireoidismo).

F. A perturbação não é mais bem explicada por outro transtorno mental (p. ex., ansiedade ou preocupação quanto a ter ataques de pânico no transtorno de pânico, avaliação negativa no transtorno de ansiedade social [Fobia Social], contaminação ou outras obsessões no transtorno obsessivo-compulsivo, separação das figuras de apego no transtorno de ansiedade de separação, lembranças de eventos traumáticos no transtorno de estresse pós-traumático, ganho de peso na anorexia nervosa, queixas físicas no transtorno de sintomas somáticos, percepção de problemas na aparência no transtorno dismórfico corporal, ter uma doença séria no transtorno de ansiedade de doença ou o conteúdo de crenças delirantes na esquizofrenia ou transtorno delirante).

TRATAMENTO E TÉCNICAS UTILIZADAS

A intervenção em clínica foi realizada em 16 sessões de atendimento individual de 30 minutos, com frequência semanal para as primeiras 11. Já as últimas 5 sessões se deram de forma quinzenal em razão de uma melhora observada no paciente e a pedido deste. Foram utilizadas algumas técnicas da Terapia Cognitivo-Comportamental, descritas a seguir:

1. **PSICOEDUCAÇÃO**: baseia-se na ideia de ensinar conceitos da Psicologia sobre assuntos que possam ser relevantes ao paciente, geralmente começando pelo seu próprio quadro clínico (LEMES; NETO, 2017). Através dela, os pacientes adquirem um maior conhecimento relativo à sua condição psíquica atual, bem como formas para ressignificar aquilo que lhes aflige (AUTHIER, 1977). Assim, foram passados ao paciente conhecimentos importantes relativos à sua ansiedade, os princípios básicos da TCC e seu funcionamento, bem como as técnicas e atividades que seriam utilizadas durante todo o atendimento.

2. **QUESTIONAMENTO SOCRÁTICO**: é um ato de averiguação dos aspectos de nossos pensamentos, no intuito de identificar a sua validade perante o mundo e a sociedade (MIYAZAKI, 2004; OVERHOLSER, 1993a). Durante todo o atendimento o paciente foi orientado a questionar os pensamentos que lhe causavam ansiedade e verificar se haviam padrões disfuncionais que poderiam ser modificados. Após algumas sessões de tratamento, JP. foi capaz de encontrar frequentes discrepâncias entre os seus pensamentos comuns e a realidade.

3. **RESTRUTURAÇÃO COGNITIVA**: possui papel essencial no reconhecimento e eventual modificação de pensamentos/comportamentos disfuncionais do paciente, ao mesmo tempo em que não nega a realidade da vida (KACZKURKIN; FOA, 2015). Nesta linha de raciocínio, sempre que foram identificados padrões disfuncionais de pensamento/comportamento em JP. durante o atendimento, foram trabalhadas estratégias de modificação destes. Ao final, foi possível transformá-los em formas mais saudáveis e funcionais de pensar, condizentes com a realidade.

4. **REGISTRO DE PENSAMENTOS DISFUNCIONAIS - RPD**: Foi pedido ao paciente que fizesse um registro de pensamentos relativos a diferentes situações de seu cotidiano. A lista completa, descrita abaixo, serviu como uma visão panorâmica ao seu sofrimento psíquico:

Quadro 1 – Registro de pensamentos disfuncionais

SITUAÇÃO	PENSAMENTO DISFUNCIONAL	EMOÇÃO	ESTRATÉGIA DE ENFREN-TAMENTO	PENSAMENTO FUNCIONAL
Momentos Íntimos Com a Esposa	"Irei decepcioná-la"; "Ela pensará que não a desejo mais".	Medo, tristeza, angústia, aflição.	"Me esforço em dobro, mesmo que não sinta prazer"; "Evito certos momentos íntimos".	"Dificilmente ela irá ficar decepcionada comigo"; "Posso demonstrar o meu desejo e apreciação de muitas formas".

SITUAÇÃO	PENSAMENTO DISFUNCIONAL	EMOÇÃO	ESTRATÉGIA DE ENFREN-TAMENTO	PENSAMENTO FUNCIONAL
Discordân-cias/ Desavenças Familiares	"Não posso expor minha opinião"; "Se eu discordar de minha família, serei odiado por eles".	Tristeza, raiva, medo.	"Evito expor a minha opinião"; "Tento sempre concordar com todo mundo".	"Tenho direito a ter e expor minha opinião"; "Podem ficar um pouco bravos ao expressar o que penso, mas dificilmente me odiarão".
Descon-centração/ Ansiedade no Trabalho	"Os outros me frustram com suas interações"; "Me distraio com facilidade e não consigo fazer meu trabalho direito".	Raiva, irritação, frustração.	"Evito os cole-gas de traba-lho, na medida do possível"; "Tento me forçar a me concentrar"; "Faço um grande esforço mental durante o dia, que ajuda apenas parcialmente".	"Os outros me irritam, mas posso aprender a lidar com isso e, até, me impor mais de vez em quando"; "Minha ansiedade no trabalho pode ser remediada com algumas técnicas de Respiração e Relaxamento, bem como a Parada de Pensamento".
Dificuldade Em Me Impor	"Os outros não aceitarão a minha opinião nem o meu jeito de ser"; "Se eu expuser a minha vontade, serei rejeitado, abandonado".	Tristeza, Raiva, Frustração, Desgosto.	"Evito impor minhas von-tades e apenas sigo o que os outros me falam ou man-dam fazer".	"Mesmo que os outros não acei-tem o meu jeito, ficarei bem e não levarei para o lado pessoal"; "Tenho o direito de ter os meus desejos/vonta-des realizados na medida do possível".

Fonte: os autores (2024)

5. **RESPIRAÇÃO DIAFRAGMÁTICA:** Foi proposta ao paciente uma nova forma de respiração, onde ele deveria tentar erguer mais o seu abdômen e menos o seu tórax durante seus movimentos de inspiração e expiração. Foi orientado também que, na medida do possível, tentasse desenvolver este hábito em sua vida cotidiana. No fim, o paciente foi capaz de mudar a sua respiração para uma forma mais suave e fluída e sua ansiedade foi grandemente aliviada.

6. **MINDFULNESS:** Foi proposto ao paciente o seguinte exercício de respiração: Sentar ou deitar num lugar confortável, fechar os olhos e tentar, ao máximo, se concentrar no momento presente. Foi pedido que deixasse os seus pensamentos positivos fluírem naturalmente e para colocar os negativos de lado por um tempo. Sugeri que tentasse alternar sua consciência entre 2 elementos distintos: Seu corpo e o ambiente à sua volta. Embora tenha apresentado dificuldade inicial na realização desta técnica (por conta de suas dificuldades de concentração), em poucas sessões o paciente foi capaz de praticá-la de forma eficiente e tranquila.

7. **PARADA DE PENSAMENTO:** Foi orientado ao paciente a prática de tentar impedir a entrada e/ou interromper os pensamentos negativos antes que eles entrassem em sua mente. Assim, o paciente deveria dizer, em voz alta, a palavra "PARE" sempre que lhe ocorresse um pensamento invasivo e indesejável. Após isto, deveria tentar procurar distrações ao seu redor e/ou se focar em outros pensamentos mais saudáveis. Tal técnica ajudou o paciente a lidar com alguns pensamentos persistentes que o acometiam: "Sou incapaz", "Os outros estão sempre me julgando", "Se eu discordar dos outros, eles irão me odiar", e "Estou decepcionando minha esposa".

8. **ANÁLISE DAS DISTORÇÕES COGNITIVAS-DC:** Foi entregue ao paciente uma lista Distorções Cognitivas e solicitado que apontasse com as quais se identificava. As DCs apontadas pelo paciente foram: Pensamento Dicotômico, Previsão do Futuro, Personalização, Leitura Mental, Raciocínio Emocional, Desqualificação dos Aspectos Positivos e Ditadura do "Deveria, tenho que....".

Quadro 2 – Análise das distorções cognitivas

DISTORÇÃO COGNITIVA	DEFINIÇÃO	EXEMPLOS
Pensamento Dicotômico (também denominado pensamento Tudo ou Nada, Preto e Branco, Polarizado)	Vejo a situação, a pessoa ou o acontecimento apenas em termos de "uma coisa ou outra", colocando-as em apenas duas categorias extremas em vez de um continuum.	"Eu cometi um erro, logo meu rendimento foi um fracasso". "Comi mais do que pretendia, portanto, estraguei completamente minha dieta".
Previsão do Futuro (também chamada de Catastrofização)	Antecipo o futuro em termos negativos e acredito que o que acontecerá será tão horrível que eu não vou suportar.	"Vou fracassar e isso será insuportável". "Vou ficar tão perturbado que não conseguirei me concentrar na prova".
Desqualificação dos Aspectos Positivos	Desqualifico e desvalorizo as experiências e acontecimentos positivos insistindo que eles não são importantes (ou que não existem).	"Fui aprovado no exame, mas foi apenas sorte". "Entrar na universidade não é grande coisa, qualquer um consegue".
Raciocínio Emocional	Acredito que minhas emoções refletem o que as coisas realmente são e deixo que elas guiem minhas atitudes e julgamento.	"Eu acho que ela me ama, portanto, deve ser verdade". "Tenho pavor de aviões, logo, voar deve ser perigoso". "Meus sentimentos dizem que não devo acreditar nele".
Rotulação	Coloco um rótulo fixo, global e geralmente negativo em mim e nos outros.	"Sou um fracassado". "Ele é uma pessoa podre". "Ela é uma completa imbecil".
Ampliação/ Minimização	Avalio a mim, aos outros e as situações ampliando aspectos negativos e minimizando os positivos.	"Consegui um 8 na prova. Isso significa que meu desempenho foi ruim". "Consegui um 10, isso significa que a prova foi fácil".
Filtro Mental (Abstração Seletiva/Visão em Túnel)	Presto atenção em 1 ou em poucos detalhes. Não consigo ver o quadro inteiro.	"Miguel apontou um erro no meu trabalho, então posso ser despedido" (não considerou o feedback positivo do Ricardo).

DISTORÇÃO COGNITIVA	DEFINIÇÃO	EXEMPLOS
Leitura Mental	Acredito que conheço os pensamentos e intenções dos outros (ou que eles conhecem meus pensamentos e intenções) sem ter evidências suficientes.	"Ele está pensando que falhei". "Ele sabe que eu não gosto de ser tocada desse jeito". "Ela sabe das minhas preferências".
Supergeneralização	Tomo casos negativos isolados e generalizo, tornando-os um padrão interminável com o uso repetitivo de "sempre", "nunca", "jamais", "tudo".	"Que azar! Perdi o avião esta manhã. Portanto, isso irá estragar todas as minhas férias". "Minha dor de cabeça nunca irá passar".
Personalização	Assumo que os comportamentos dos outros e/ou eventos externos dizem respeito, ou são direcionados a mim.	"Me senti mal porque a moça do caixa não me agradeceu" (sem considerar que ela não agradeceu a ninguém).
Ditadura do "Deveria, tenho que"	Digo a mim mesmo que os acontecimentos e os comportamentos das pessoas e as minhas próprias atitudes deveriam ser da forma que espero que sejam e não como realmente são.	"Eu deveria ter sido uma filha melhor". "Eu tenho que fazer tudo certo senão vão pensar que sou uma péssima contadora".
Conclusões precipitadas	Tiro conclusões (negativas ou positivas) a partir de nenhuma ou de poucas evidencias confirmatórias.	"Logo que o vi, sabia que ele faria um trabalho deplorável". "Do jeito que olhou, sei que ele provocou o acidente".
Culpar a outros ou a si mesmo	Considero os outros como fonte de meus sentimentos e experiências, deixando de considerar minha própria responsabilidade ou, inversamente, me responsabilizo pelos comportamentos e atitudes dos outros.	"Meus pais são os únicos culpados pela minha infelicidade". "É minha culpa que meu filho tenha se casado com uma pessoa egoísta e descuidada".

DISTORÇÃO COGNITIVA	DEFINIÇÃO	EXEMPLOS
E...Se?	Fico me fazendo perguntas "e se acontecer alguma coisa"?	"E se eu bater o carro". "E se eu tiver uma crise de pânico?". "E se eu enfartar?".
Comparações injustas	Comparo-me com pessoas que parecem sair melhor do que eu e me coloco em posição de desvantagem.	"Meu pais preferem meu irmão porque ele é mais inteligente do que eu".

Fonte: os autores (2024)

9. **CARTÃO LEMBRETE/DE ENFRENTAMENTO**: Foi pedido ao paciente durante as sessões de terapia para escrever frases que fossem contrárias aos seus pensamentos disfuncionais. Tais frases, ressignificadas, foram posteriormente inseridas em seu RPD na parte de Pensamentos Funcionais. Foi então sugerido que, em sua casa, colasse o cartão em algum lugar visível e acessível e que lesse as frases descritas nele em voz alta e, ao menos, duas vezes por dia.

10. **EXAME DE EVIDÊNCIAS**: Foi proposto ao paciente a prática de tentar identificar as partes reais e falsas de seus pensamentos, de forma que se tornassem mais funcionais e condizentes com a realidade. Constatou-se que ao mesmo tempo que os pensamentos irracionais gradualmente deixaram de incomodar o paciente, este pôde adquirir uma visão mais realista da sociedade e sua mente tornou-se mais tranquila.

11. **DESCATASTROFIZAÇÃO**: Juntamente com o Exame de Evidências, foi sugerida a prática de tentar simplificar/desmistificar a gravidade de certos pensamentos, de forma que se tornassem mais toleráveis e fáceis de lidar. Tal atividade foi realizada algumas vezes em consultório e depois passada como Tarefa de Casa.

12. **TAREFA DE CASA**: Foram propostas algumas atividades para o paciente realizar em sua casa como parte do atendimento. Uma delas foi o próprio Cartão Lembrete, o qual foi começado em consultório, porém dado depois como tarefa de casa para o paciente finalizar. Outras tarefas incluíram registrar os pensamentos que lhe vieram a mente em determinados dias e aplicar a Descatastrofização sempre que possível.

13. **PREVENÇÃO DE RECAÍDA:** Ao final do atendimento foi proposto ao paciente a revisão periódica das técnicas passadas como forma de se manter os progressos feitos até então. Também foi reforçada a prática continuada das técnicas de respiração e relaxamento sempre que julgasse necessário.

RESULTADOS

Ao final do atendimento, o paciente mostrou grande melhora quanto à sua ansiedade inicial. Este avanço, certamente, foi resultado de sua grande dedicação e aderência às técnicas da TCC durante todo o processo.

Através da terapia, o paciente pôde adquirir um maior controle sobre os seus pensamentos disfuncionais. Tal controle, quando combinado às técnicas de respiração e relaxamento, permitiu ao paciente deixar de ser dominado por suas crises de ansiedade, ao mesmo tempo em que se tornou mais calmo e tranquilo durante sua rotina diária. Uma melhora em especial percebida foi quanto à sua vida sexual, que, no início da terapia, era um aspecto causador de grande angústia emocional ao paciente. E ao final de nosso atendimento, ela estava já bem mais amenizada. O paciente até mesmo foi capaz de conversar abertamente sobre tais problemas com a sua esposa, o que, inicialmente, era considerado impensável.

Além disso, desenvolveu sua habilidade para se impor e expressar o que sentia tanto com relação à família quanto aos seus amigos e colegas de trabalho, conseguindo fazer com que suas opiniões e desejos fossem respeitados e levados mais a sério por todos.

Em suma, o paciente conseguiu inverter grande parte de sua situação anterior, onde seus pensamentos disfuncionais controlavam sua vida. Acostumou-se à prática de questionar seus pensamentos de forma que eles jamais tomassem o controle de sua mente outra vez. Por consequência, após 16 sessões, ao fim do atendimento, seus sintomas físicos de ansiedade também diminuíram substancialmente.

CONSIDERAÇÕES FINAIS

A ansiedade deve ser entendida como algo essencial à preservação de nossa integridade física em um mundo perigoso. Sem ela, certamente não teríamos sobrevivido em nossa jornada evolutiva. Em uma certa medida, ela nos mantém alertas ao que está acontecendo ao nosso redor e, em boa parte, ao nosso futuro. Contudo, é igualmente importante reconhecer que a ansiedade recorrente e/ou demasiadamente intensa é um transtorno capaz de comprometer e abalar seriamente nosso dia a dia.

O estudo de caso de JP. ilustra este exemplo. Embora nem todos os seus pensamentos disfuncionais tenham sido completamente ressignificados, através da abordagem da Terapia Cognitiva Comportamental constatou-se que grande parte de sua ansiedade foi amenizada. Assim, o paciente conseguiu retornar à sua vida e à sua rotina de forma harmoniosa e autônoma, sem necessitar mais da ajuda do terapeuta.

Há que se salientar que não foram encontradas grandes dificuldades no atendimento do paciente, o que se deveu, como já mencionado anteriormente, à sua total aderência à terapia.

Finalizando, nosso eterno agradecimento ao paciente JP. por sua colaboração, sem a qual esta Pesquisa não teria sido possível.

REFERÊNCIAS

ANDRADE, J. V. *et al.* Ansiedade, Um dos Problemas do Século XXI. **Revista de Saúde da ReAGES**, v. 2, n 4, p. 34-39, Jul-2019.

APA- AMERICAN PSYCHIATRIC ASSOCIATION (APA). **Manual Diagnóstico e Estatístico de Transtornos Mentais**: DSM - 5. Editora Artmed, Porto Alegre, 2014.

ARRIGONI, A. C. B.; NICHOLETI, E. A.; BALESTRA, A.; DONADON, M. F. A Restruturação Cognitiva Como Intervenção na Redução Das Interpretações Catastróficas no Transtorno de Ansiedade Generalizada. **Revista Eixo**, v. 10, n. 1, 2021.

AUTHIER, J. The Psychoeducation Model: Definition, Contemporary Roots and Content. **Canadian Journal of Counselling and Psychotherapy**, [*S. l.*], v. 12, n. 1, 1977.

BECK, A. T.; ALFORD, B. A. **Depressão**: Causas e Tratamento. Editora Artmed, 2° Edição, São Paulo, 2009.

BECK, A. T., RUSH, A. J., SHAW, B. F., & EMERY, G. (1997). **Terapia Cognitiva da Depressão**. Porto Alegre: Artmed.

BRENTINI, L. C.; BRENTINI, B. C. *et al.* **Transtorno d Ansiedade Generalizada no Contexto Clínico e Social no Âmbito da Saúde Mental**, v. 15, n. 1, Revista Nucleus, abr. 2018.

HALES, R. E.; YUDOFSKY, S. C.; GABBARD, G. O. **Tratado de Psiquiatria Clínica.** (5ª ed.) Porto Alegre: Artmed, 2012.

KACZKURKIN, A. N.; FOA, E. B. Cognitive-behavioral Therapy For Anxiety Disorders: An Update on the Empirical Evidence. **Dialogues in Clinical Neuroscience**, v. 17, n. 3, p. 337-346, set. 2015.

KNAPP, P.; BECK, A. T. Fundamentos, Modelos Conceituais, Aplicações e Pesquisa da Terapia Cognitiva. **Revista Brasileira de Psiquiatria**, 30(2), s54-s64, 2008.

LEMES, C. B.; NETO, J. O. Aplicações da Psicoeducação no Contexto da Saúde. **Temas em Psicologia**. vol.25, n.1, p. 17-28. 2017. https://doi.org/10.9788/ TP2017.1-02.

LUCENA-SANTOS, P., PINTO, J. & OIVEIRA, M. (2015). **Terapias Comportamentais de Terceira Geração**: Guia para Profissionais. Novo Hamburgo: Synopsys.

MENEZES, A. K. S. *et al.* **Transtorno de Ansiedade Generalizada**: Uma Revisão da Literatura e Dados Epidemiológicos. Revista Amazônica Science & Healt. v. 5, n. 3, p. 42-49, Set-2017.

MIYAZAKI, M. C. O. S. Diálogo socrático. *In:* ABREU, C. N. de; GUILHARDI, H. J. (org.). **Terapia comportamental e cognitivo-comportamental**. São Paulo: Roca, 2004. p. 311-319.

OBELAR. R. M. **Avaliação Psicológica nos Transtornos de Ansiedade**: Estudos Brasileiros. Universidade Federal do Rio Grande do Sul – Instituto de Psicologia, Monografia apresentada do Curso de Especialização em Avaliação Psicológica, 2016.

OMS: **129 milhões de pessoas no mundo desenvolveram depressão ou ansiedade em um ano**. Disponível em: https://noticias.r7.com/saude/oms-129-milhoes-de-pessoas-no-mundo-desenvolveram-depressao-ou-ansiedade-em- -um-ano-17062022. Acesso em: 6 ago. 2023.

OVERHOLSER, J. C. **Elements of the Socratic Method**: I - Systematic Questioning: Case Western Reserve University. Psychotherapy, v. 30, n. 1, p. 67 a 74. Spring 1993a.

WRIGHT, J. H.; BASCO, M. R.; THASE, M. E. **Aprendendo a Terapia Cognitivo- -Comportamental**: Um Guia Ilustrado. Editora Artmed, Porto Alegre, 2008.

SOBRE AS AUTORES

ORGANIZADORES

Maurício Wisniewski

Psicólogo graduado pela Universidade Federal do Paraná (1995), Mestre em Educação na linha de pesquisa Ensino e Aprendizagem pela Universidade Estadual de Ponta Grossa (2007), Doutor em Educação, na linha de Cognição, Aprendizagem e Desenvolvimento Humano, pela Universidade Federal do Paraná. Especialista em Neuropsicologia pela Universidade Internacional de Curitiba (Uninter, 2010) e especialista em Terapia Cognitivo Comportamental pela Uninter (2020). Atua como psicólogo clínico há mais de 20 anos e como docente do ensino superior há 18 anos.

Orcid: 0000-0002-4237-134X

Solange Regina Signori Iamin

Graduada em Psicologia pela Universidade de Belgrano Buenos Aires-AR. Mestre pelas Faculdades Pequeno Príncipe - Curitiba-PR. Especialista em Atendimento Clínico – UFRGS-RS. Terapeuta Cognitivo - Comportamental pelo Amban-IPqHCFMUSP/Cisame-POA. Especialista em Terapia Cognitivo - Comportamental pela Faculdade Unyleya - Rio de Janeiro, RJ. Professora do Curso de Pós-graduação em Terapia Cognitivo - Comportamental da Faculdade Sant'Ana - Ponta Grossa, PR. Escritora. Livros publicados: Mudando o caminho da ansiedade (Editora Appris, 2014); Eu voo sem medo: um guia para vencer o medo de voar (Editora Appris, 2013); Manual de acompanhamento terapêutico: contribuições teórico--práticas para a aplicabilidade clínica (Editora Santos - Grupo Gen, 2012); Carl Rogers: revisitando conceitos. Saúde a bordo: Práticas de cuidado do Aeronauta (Editora Vetor, 2020). Tenho Transtorno Afetivo Bipolar. E Agora? (Editora Vetor, 2023). Terapia Cognitivo - Comportamental no contexto da pós-graduação: teoria e técnica aplicada a casos clínicos (Editora Appris, 2022). Medos e Fobias: intervenções cognitivas - comportamentais na prática clínica (Editora Vetor, 2023).

Orcid: 0009-0006-2360-8483

COLABORADORES

Adriana Fátima de Campos

Licenciatura em Pedagogia pela Unicentro - (Universidade Estadual do Centro Oeste/Guarapuava -2003); Especialização em Formação Humana pelo Iates (Instituto Aconselhamento Terapia Sentido de Ser/Curitiba - 2005); Bacharelado em Psicologia pela Uni Guairacá (Guarapuava - 2015); Especialização em Educação Especial e Psicopedagogia pela Fael (2022); Especialista em Avaliação Psicológica pela Sapiens (Curitiba 2021); Mestre em Educação pela Unicentro (Guarapuava -2022); Especialista em Clínica na Terapia Cognitivo - Comportamental pela Faculdade Sant'Ana (Ponta Grossa - 2024).

Ana Cristina Abreu Lima Klug

Licenciatura em Psicologia pela UFPr,1984. Especialista em Terapia Cognitivo - Comportamental pela Faculdade Santana,2024.

Cassio Alan Paes de Almeida

Bacharel em Psicologia pela Iessa - Instituição de Ensino Superior Sant'Ana (2021), Especialista em Psicologia Clínica na Terapia Cognitivo - Comportamental pela Faculdade Sant'Ana (2024), Aluno especial para Mestrado em Ciências Sociais Aplicadas pela UEPG/ Universidade Estadual de Ponta Grossa (2024).

Euza de Farias da Silva

Graduada em Pedagogia - Habilitação em Administração Escolar pela UEPG - (Universidade Estadual de Ponta Grossa - Pr - 1986). Formação de Professores Área de Deficiência Visual na forma de Estudos Adicionais. UEPG (Universidade Estadual de Ponta Grossa - Pr -1989). Especialização em Economia do Trabalho, Ciências Sociais Aplicadas. UFPR (Universidade Federal do Paraná - Curitiba - Pr - 2003). Especialização em Educação Especial pela UEPG (Universidade Estadual de Ponta Grossa – Pr - 2005). Bacharela em Psicologia pela (Faculdade Sant' Ana - Ponta Grossa - Pr - 2022). Especialização em Psicologia Clínica; Terapia Cognitivo - Comportamental pela Faculdade Sant' Ana - Ponta Grossa - Pr – (2024).

Francisco de Assis Lauda

Graduado em Psicologia pela Instituição de Ensino Superior Sant'Ana - Iessa. Terapeuta Cognitivo - comportamental pela Iessa.

Jenifer Maiara Grokorriski

Bacharel em Psicologia pela Iessa - Instituição de Ensino Superior Sant'Ana (2016), Especialista em Psicologia Clínica na Terapia Cognitivo - Comportamental pela Faculdade Sant'Ana (2024)

João Ribeiro de Oliveira Neto

Graduado em Psicologia pela PUCPR (2012), com MBA em Gestão de Projetos pela Universidade Positivo (2014). Especialista em Terapia Cognitivo - Comportamental pela Faculdade Santana (2024) e atualmente aluno FGV em Transformação Digital (2024).

Kelly de Freitas Pugliesi

Graduada em Bacharel Serviço Social pela Universidade Estadual de Ponta Grossa- PR (2007). Especialista em Psicopedagogia Institucional pela Universidade Castelo Branco (2009). Graduada em Teologia pelo Centro Universitário de Maringá – Unicesumar – Campus Ponta Grossa/PR (2012). Graduada em Psicologia pela Faculdade Sant'ana em Ponta Grossa/PR (2023). Especialista em Terapia Cognitivo - Comportamental pela Faculdade Sant'Ana em Ponta Grossa/PR (2024).

Kris Hamanni Coimbra Venancio

Graduada em Psicologia pela Iessa - Instituição de Ensino Superior Sant'Ana (2022), Especialista em Psicologia Clínica na Terapia Cognitivo - Comportamental pela Faculdade Sant'Ana (2024).

Lourdes de Jesus Madureira Ferreira

Graduada em Psicologia pela Faculdade Sant'Ana em Ponta Grossa-PR (2013). Especialista em Saúde Mental e Atenção Psicossocial pela Faculdade Censupeg em Ponta Grossa - PR (2015). Especialista em Avaliação Psicológica e Psicodiagnóstico pela Faculdade Unileya do Rio de Janeiro - RJ (2018). Especialista em Neuropsicologia pela Faculdade Unileya do Rio de Janeiro - RJ (2021). Especialista em Gestão Pública Municipal pela

UEPG (Universidade Estadual de Ponta Grossa) - Ponta Grossa - PR (2017). Especialista em Terapia Cognitivo - Comportamental pela Faculdade Sant'Ana em Ponta Grossa - PR (2024).

Verônica Crist

Graduada em Psicologia pela Universidade Paranaense (Unipar). Umuarama Pr (1995). Certificação em Terapia Familiar Sistêmica, pelo Centro de Estudos de Terapia Familiar (Intercef - 1997). Curitiba PR. Certificação em Psicólogo Perito Examinador de Trânsito pela Pontifícia Universidade Católica do Paraná (1999). Especialização em Educação Especial pela Universidade Estadual de Ponta Grossa (UEPG - 2000). Especialista em Neuropsicopedagogia e Educação Especial Inclusiva pela Faculdade de Ciências, Educação, Saúde, Pesquisa e Gestão - Censupeg (2018). Especialista em Neuropsicopedagogia Clínica pela Faculdade de Ciências, Educação, Saúde, Pesquisa e Gestão - Censupeg (2019). Especialização em Psicologia Clínica: Terapia Cognitivo - Comportamental, pela Faculdade Sant'Ana (2024)